中医心阅

探 索 篇

谢新才 孙 悦 著

中国中医药出版社
·北京·

图书在版编目(CIP)数据

中医心阅.探索篇/谢新才,孙悦著. —北京:中国中医药出版社,
2017.4

ISBN 978 - 7 - 5132 - 4087 - 1

Ⅰ. ①中… Ⅱ. ①谢… ②孙… Ⅲ. ①中医学—研究
②阴阳五行说—研究 Ⅳ. ①R2 ②B227

中国版本图书馆 CIP 数据核字(2017)第 057775 号

中国中医药出版社出版

北京市朝阳区北三环东路 28 号易亨大厦 16 层
邮政编码　100013
传真　010 64405750
山东省高唐印刷有限责任公司印刷
各地新华书店经销

开本 880×1230　1/32　印张 10　字数 191 千字
2017 年 4 月第 1 版　2017 年 4 月第 1 次印刷
书号　ISBN 978 - 7 - 5132 - 4087 - 1

定价　55.00 元
网址　www.cptcm.com

社长热线　010 64405720
购书热线　010 64065415　010 64065413
微信服务号　zgzyycbs

书店网址　csln. net/qksd/
官方微博　http://e. weibo. com/cptcm
淘宝天猫网址　http://zgzyycbs. tmall. com

自　　序

　　自幼体弱，饱受疾病困扰。11岁时目睹伯父抢救受伤的危重患者，甚是惊奇，渐生令人神往之感，随即开始涉猎中医，后在伯父的教导下，深入学习。13岁时又因罹患肺结核，经历了两年以西医药为主的治疗，开始对中西医均有心向往之的感觉，便有了要汇合中西的念头。

　　适逢高考之际，所报志愿均是医学院校，并如愿考入江西中医学院（现江西中医药大学）。步入校园，面对浩如烟海的医学知识，深感如饥似渴，学习上有股勇往直前的劲头。遍览图书馆、阅览室内有关医书，每遇困惑，思索不得，不久即能得老师指点，如鱼得水，若有神助。其后竟是全身心投入，臻入无羁思维之境，魂神飘荡，长达十五年，无从表述，莫可名状。

　　关于无羁思维，曾仿苏东坡《江城子·十年生死两茫茫》作词一首：

　　十年生死两茫茫，不思量，自难忘。系里孤球，何处话凄凉。纵使相逢应不识,勤努力,超想象。

日夜尝梦已还乡,为医学,不要慌。无羁思维,神魂飘飞扬。中华民族复兴时,岐黄智,炫华章。

人是宇宙的"一分子",是天地合气所化生。生命是随着大自然的运动而变化,只有顺应自然才能保全性命。

神游期间,追索最狂热的应该是经络实质。至今三十余年,虽未能完全被现有的技术手段验证,但也未发现超越本假说的观点或见解。

在放下经络思研之后,又投入到对疑难病的研治途中,从类风湿关节炎入手,探求其病因、病机、治疗、调护,跟师研习,"进于病谋,退与心谋",随后逐步攻克强直性脊柱炎、痛风性关节炎、系统性红斑狼疮、高血压、糖尿病、牛皮癣、哮喘等,已有大部分患者能够痊愈。

从思路到临证,从临证再到传播;从想法到临床验证,从临床疗效到推广普及,并非易事。能把思维落到纸上,让更多的医务工作者得以借鉴应用,使广大患者受益,才是我历经艰难研治疑难病的最终目的。

人总是被信念所驱使,为理想而奋斗。知我者谓我心忧,不知我者谓我何求。幸遇孙悦,得成书稿。能够完成我的初衷,也是一件幸事。

人之初即是一细胞,生命又不可重来。《黄帝内经》(以下简称《内经》)云:"至道在微,变化无穷,孰知其原?"而茫茫宇宙,总得有意识去认知它。所有的知识都应该为生命服务,而

捍卫人类健康是医学的使命。我认为中西融合的问题是未来
医学发展的方向,"看当今医海,谁主沉浮。统世界医学,或可
挂帅。"曾经的狂言,有时总有一种"探囊取物"的感觉。

谢新才

2016 年 12 月 21 日

目　　录

第一章　基　础　篇

第二章　临床篇

第三章　十五年之"梦"

——1984～1999 年狂想录

附　录

1984～1999 年狂想录手稿选登

当今医学发展趋向与对策的探讨

　　现代的各自然学科几乎都有一个国际通行的学术体系，唯有医学最为独特，至今仍然存在着许多各自独立的医学体系，大体上又可分为现代医学（西医）和民族传统医学两大类。近代由于现代医学的兴起，许多民族医学都相继被淘汰，而我们的中医学却能经受住近现代实验科学的严峻挑战，并愈益勃发出顽强的生命力。在我国，即主要有中医与西医两大体系。

　　中医、西医在历史进程中是各自独立地朝同一方向前进，中医曾有着几千年的辉煌，而西医主要在近代一二百年借助于现代科技的发展迅速占据了主导地位。但时至今日，西医临床疗效日益困惑，而中医尚与现代科技结合不力，其潜力远未被发掘。如何使山重水复的当今医学走出一条柳暗花明之路，重现中医应有的光彩，实现中西医学汇通合一，创建具有中国特色的统一世界医学体系呢？为此有必要把握住医学的发展趋向，并做出相应的正确决策，以下就有关方面进行探讨。

1. 中医、西医的比较与现状

中医、西医是两种不同的理论体系,它们在学术思想、方法、内容、形成过程、发展规律等方面都存在着明显的差异,这就有必要对二者进行比较,有比较、鉴别就会有清晰的认识。

中医、西医是在不同的历史背景和世界观引导下形成的,这两种认识思路是东西方两种哲学思想孕育的产物。中医是以中国古代自然观——天人相应的整体观为指导,在历代医家长期实践的基础上,总结形成了以阴阳五行、脏腑经络、正邪标本、辨证论治等为代表的完整的理论体系。而还原论思路是西医研究发展的根本特色,其突出特点有二:一是认为整体由部分组成;二是认为高级运动由低级运动构成。还原论思路注重局部与分析。从近代开始将近四百年,西医沿此思路成功地发展,使其成为现代医学并在世界通行。但以历史的眼光考察,中医体系在宏观范畴几乎达到了尽善尽美的程度,所以尽管中医遭到西医的挑战,但在自然、哲理模式等方面并没有碰上高层次的对手。对于认识特征,也有人认为中医是思辨性强,西医则直观性强。

在认识层次方面,毋宁说,西医借助了现代科技(以显微镜为契机)发展自身,由肉眼所见向微观深入,现已达分子水平,形成以细胞、病原体等为核心的明晰的学术体系,它重解剖、构造,可谓是静的医学;而中医主要由肉眼所见向宏观扩展,运用古代哲学思想、古代科技和实践、感应、体验、联想等,在先秦战国时代即已与宇宙恒星等相联系,形成了以太极图式为核心的天人相应医学体系,它侧重气化、功能,是动的医学。说到中医概念模糊,就是因为缺乏现代微观科技的支持,使得中医在现代观念里显得模糊,似乎还成了黑箱,当然,按宏观层次要求应是明晰的。

病因病理的观点,中医强调病因是人体内(外)的失衡,即主要是正虚邪盛,由此人体的自稳调节状态被破坏,而出现阴阳盛衰的病机证候。西医则主要探求外界致病因素,认为疾病是由病原体侵袭人体,导致渗出、变性、坏死等病理变化。

在临床上,先说治则,中医最突出、最有特色的是辨证论治,西医主要是对症治疗。再言治法,中医着重于扶正祛邪,激发人体自我治愈的能力;西医旨在杀菌消炎,消除外来致病因素。所以在治病过程中,中医运用整体系统的观点,治病注重于调整,尚不够精细,存在着机遇;西医则偏向于局部的针对疗法,忽视自身的调整及整体联系。诊治的病种,西医治疗急性病[属中医实(热)证范畴]为多,且疗效显著,中医以治慢性虚弱性疾患(虚证)为多,疗效优良;西医擅于外科(手术)、内科急症、传染病等,中医则以针灸、伤科、妇科、内科慢性病等为其特长。从标本看,西医尚偏于治标,中医重在治本。

从现代的发展状况看,西医由于在治疗急症中容易收到立竿见影的效果,且有理论解决的明晰性,以致异峰突起地占据了主导地位。可发展至今,西医反而因其治病完全依赖药物直接作用于致病因子与对症疗法,却忽视了自身稳态调整,结果,滥用抗生素导致二重感染乃至疾病谱频频翻新,以及抗生素普遍存在严重的副作用,使其面对许多疾病逐渐陷入束手之境,这在发达国家表现尤为明显,也显然说明其有认识上的缺憾和方法论的错误。而中医在过去曾有发展的鼎盛时期,近现代由于受西医冲击,甚则受到摧残扼杀,以至于与建立在现代科学基础上的西医比较起来,中医是发展迟缓乃至造成了学术危机。近些年来,振兴中医才真正提到了议事日程,中医事业才又获得了新生。现在,中医学术研究取得了一定的成果,并且在临床上重现出无与伦比的优越性,甚至出现了全球的"中医热",使中医进入了一个亟待大力开拓研究、发展的新时期。

2. 中西汇通的出现与徘徊

中医、西医虽观念有异,但同样是认识、解释、治疗同一人体,是从不同途径向同一方向前进,都有各自的优势和不足,就一定可以取长补短,互相渗透、融通;再者,中西医均具实践性与理论体系,可以同时为社会服务,毕竟会有共鸣共识。目标、理想和宗旨的一致性,决定了二者虽殊途必同归。为此,从明末清初始,就有一些追求进步的医家试图探索出以西医的见解来沟通和发展中医学术之途径,从而出现了中西汇通的思潮。

可是,从中西汇通走过的路来看,尽管漫长,却至今仍没能形成一套理论体系,一直处于摸索探讨阶段。新中国成立后,我国曾大力提倡中西医结合研究,目前的状况,主要是侧重于临床与药理方面的研究工作,并取得了一些成果,只是在基础理论方面的汇通出现了困惑,至今还是徘徊的局面。这种汇通合一的客观必然性竟未能起步,也可知汇通的条件还没有成熟。

3. 当今医学发展趋向的预测

中医、西医必然走向统一,而这实质上就是实现宏观与微观的全面通融。中医在宏观领域具有完美性,近代由于与微观层次失于衔接,使得中医在现代观念的要求下显得落伍了。如何深入微观阐明中医理论,这是摆在我们面前紧迫而又光荣的使命,现已有大批学者投身于中医现代化的开拓性研究。有危机就会有挑战,有突破即会有创见,相信中医辗转的情景不会持续多久。当然,因真理性认识只有一个,所以,中医进入微观领域也应以西医认识为契机。通过考察近年来的医学研究成果报道和临床中的实际发展状况,推测当今医学发展趋向大体上有以下几个阶段。

(1) **阐明中医基础理论,揭开中西汇通序幕** 中医要发展,实现现代化,首要得阐明作为中医内核的基础理论。阐明中医基础理论,一要用现代语言,在现代观念里将其理论明晰,使其标准化、规范化;二是必然要汲取西医微观领域的理论知识,但又不能限制在西医认识的模式中,至今许多国家认识到完全以西释中这条路行不通,而要突破西医的框框,采用中医基础理论模式进行自稳重组,吸收生物学、天文学等多学科领域的有益成分,形成兼并微观领域的基础理论体系。

而西医尽管有明晰的理论概念,易被人们理解和接受,肯定也不是完美的,当今西医学家已意识到西医的局限性,西医已由局部片面逐渐步入整体系统的研究,而其进行系统研究时,具有整体观念特色的中医理论对其必具有直接而实用的指导价值。

从目前的研究情况看,西医的高深研究成果有助于中医理论的阐明,即西医研究越深入,就越能将中医理论认识得更清楚。由此,中医特色与西化并不矛盾,更没必要忧虑,而应将中医理论与西医见解进行比较、互释,寻找融接点。再者,中医研究也必然走向深入和全面,其基础理论必将得到清晰的现代认识。

许多专家学者都预计 21 世纪初将是中医理论取得重大突破的时期,随着中医基础在现代观念里得以阐明,势必为中医现代化开辟广阔前景,亦将揭开中西医汇通的序幕。

(2)实现中医现代化,中医汇通向纵深发展 中医现代化不仅是中医基础理论现代化,而且是包括中医各临床学科、气功、中药药理等在内的现代化。要使中医与时代同步,实现中医现代化已是势在必行,刻不容缓,但当前所言的现代研究报道只是试图以西医为中心来兜圈子,根本上缺乏中医的理论内核,谈不上进入了现代化领域。只有中医理论现代化,中医才会有指路明灯,走出徘徊停滞的沉闷局面,使中医进入一个突飞猛进的发展时期。

承接前奏的实现,中医各临床学科将以现代化中医基础理论为指导,并与现代科技紧密结合,从有效到高效、由宏观向微观深入发展。因中医已有大量细致的临床观察,具有直接实用性,随着与潮涌的科研成果的有机结合,必然会形成高层次的诊治体系。

气功研究领域,同样以中医基础理论为核心,将与物理、化学、生物、社会医学工程等紧密结合,使其由感性认识上升到理性认识,由此推动人体生命科学的研究发展,目前一系列的人体之谜也将会得到科学解释。

中药药理研究是相对独立的体系,又必与中医基础理论、临床各科密切相连,理论与临床的现代化必将促动中药现代化,其又将促进中医基础理论与临床的发展完善。中药药理亦吸收西药药理的部分概念认识,又有自身发展完善的过程,以臻于实现中药药理现代化。

而西医研究在这一时期将出现相对迟缓的状态,但若以为它不会取得很大发展,那又错了,它将主要在前沿学科,如免疫学、神经科学、内分泌学、生物病原学、生殖生物学等方面取得很大甚至是突破性进展。在我国,由于西医基础理论、临床研究大多数是引进国外的学术思想来指导、设计自己的工作,再加上其方法论缺陷也将日益显示出来,估计国内会有大批学者意识到中医的优越性,走上中西汇通的研究道路。

随着中医、西医既独立又联合的研究,二者将是并驾齐驱的状况,且中医愈益显示出其优越性。中医、西医在基础理论和临床领域也都必然会有越来越多的共鸣共识——中西汇通向纵深发展。

完成这一目标也需相当一段时间。中医现代化的实现可以说是一场医学革命,将把当今的认识领域跃迁到一个焕然一新的境界,而且很可能会促动引发一场科学革命。

(3) 中西汇通合一,创建统一的世界医学 中医现代化的实现使中医、西医处于一致的观念里,这样双方就自然而然地能认识对方的内容,认可各自的科学内核,发觉各自的优势和不足,即中西医汇通具备了客观条件,二者将会与高科技凝成巨大合力,走上取长补短、融合为一的轨道。

中西汇通并非简单地合二为一,双方还有相对独立的发展时期,一方面与高科技结合日益紧密,一方面均再度展开整体性的综合研究,各科既分化得更细致,又向宏观和微观迅速发展。宏观扩展形成完整的天人相应相系,微观深入到分子或原子、电子云水平,在这一水平上实现从理论到实践的沟通、渗透与融合。高层次的中西汇通将是以中统西的状况,即是以中医整体系统思想为指导,取中医理论体系为核心,西医各分支学科为大部分充实内涵,临床各科形成更完善甚至是自动化的诊治体系。

由汇通走向全面融合的过程中,还将吸取其他学科的有益成分,臻于构筑具有中国特色的统一世界医学体系。

4. 必须认清的一些问题

如前所说,医学发展的形势似乎够可观的了,可这仅是一种管窥蠡测而已。在科学的征途上,中医在前进,西医同样在迈步。只因我国具有中医这一优势，所以摆在我们面前的是机遇与危机并存，更有甚者还有人忧虑中医中心的转移，这就迫使我们思考如何去抓住机遇，消除危机，赶超世界先进水平。为使我国对人类做出较大贡献，首先就有必要针对目前存在的一些关键问题，进行讨论、论证，以期在思想上统一认识，行动上步调一致，形成凝聚力。以下就某些方面略陈浅见。

（1）什么是科学　因时常零散地听及有人怀疑中医是否科学，甚至有欲公然否决者，说明旧社会"废医存药"的流毒并没有肃清，所以有必要述及"科学"一词。

究竟什么才算是科学呢？总括起来不外应有两方面属性：一是实践性，即能经得起实践检验或认识来源于实践；二是有能正确指导实践的理论，即真理性认识。中医是历经实践的考验，其理论又可正确指导临床，怎么说得上不科学呢？其实，说中医不科学的，是根本不懂中医，甚至有的科学家怀抱着爱人还说阴阳学说是迷信，毫无所知怎么就信口雌黄呢？再者，由于现代教育与传统文化脱节，导致中医在现代观念的要求下是不太容易理解和接受，但这并不能说不科学吧？况且科学的任务就在于不断地探索和追求真理，其发展必然会有历史阶段性。

在临床实践中，大凡精通西医的，大多对中医都有所了解、探究，且常采用中西结合方法诊治疾病，这是走遍城乡都可耳濡目染的事实；还有，国内外已有相当的西医专家投入到中医研究的领域。事实胜于雄辩,希持有此荒谬者早日警醒!

(2) **抽象与具体** 初学中医者常觉得中医有些概念茫然无所指,而称中医太抽象,可追问中医何处抽象、究竟怎么抽象,一般都缺乏所以然的答复。其实应明白,中医的概念似有包罗万象的韵味,它的概念是针对全局而言的,意欲涵指一切相关事物,而不是针对一事一物来确定概念,对具体事物不可能全盘排列出来,只要据性寻物就可以了。

抽象与具体本是哲理的一对范畴,它是由感性具体到抽象规定,再由抽象规定到理性具体的辩证思维方法。就说抽象规定,它是对事物的属性、特点和关系分别加以规定,形成概念。说中医概念抽象,那是没错,因任何概念只能通过抽象规定才能形成。如果避开微观层次来看,中医的认识应说已达到了某种程度的理性具体,整体系统的特点就足以说明其具体性了。在微观领域,中医的认识确还在起步,且西医也根本没有(差得远)达到理性具体。所以认为,混淆了认识的过程和层次也会产生"中医抽象"的念头。

(3) **中西医结合与中西医汇通** 中西医结合与中西医汇通是不同又相关联的两个概念。中西医结合是一种用中、西医联合进行诊治疾病、比较研究的手段;而中医西汇通是中、西医在某些方面产生共鸣共识,有双方认可、通行的见解,即认识的一致性。中西医结合是中西医汇通的必要途径,中西医汇通是中西医结合的发展目的。

(4) **多学科研究——中医现代化的手段** 多学科研究中

医学,就是运用现代化科学的理论和方法、技术和手段,对中医进行多方面、多层次、多途径的研究,以中医学术为主体,并积极融化、吸收新的知识成果,这是中医理论体系得到完善和发展的必要途径。

为什么要多学科研究呢?医学研究的对象是人,人就具有两方面的属性:一是人的自然属性,即人的生物性,这就必然与各自然学科相关;二是人的社会属性,即人的社会联系总和,这又与各社会学科相关,且社会活动都是由人设计、参与完成的。所以医学要涉及各门学科,多学科研究是医学发展的必要途径。

当然,多学科研究并不是今天的发明,早在《内经》,就已广泛涉及了哲学、心理学、逻辑学、文字学、数学、化学、天文学、历法、气象学、物候学、生物学、地理学、音乐、体育、军事等多学科的知识,可见,多学科研究早就是古人的经验,也说明它是人类文化发展的必然,亦是中医学的重要特色之一。

当今的科学技术发展迅猛,知识水平日新月异,各门学科既分得更细致,又越来越走向综合,渐有一种全面摆开的架势,所以时代也驱使着开展中医多学科研究。

(5) 为什么要强调中医现代化　中医现代化是要以固有的中医理论为基础,运用现代科学的新技术、新方法来武装中医、发展中医,使其合乎时代的步伐。目前实现中医现代化有着必要性、可能性,尤具紧迫性。

1) 我国曾有过璀璨的古代文明,尤其医学方面在历史上一度领先了数千年,中医即是我国传统科学文化的结晶。在近代由于与微观认识层次失于衔接,又与现代教育有着隔阂,使得中医在现代观念要求下落伍了,为此理应奋起直追,使其再领风骚。

2) 振兴我国的卫生事业,宗旨是为了赶超世界先进水平,并创建具有中国特色的医学体系。要实现这一目标,就西医方面来说,我国虽已有一定实力,但总的情景还是在外国的后面赶,要改变这种落后局面,单靠西医这支力量是行不通的。

3) 在科技实力稍逊的状况下,要走到世界前列,就应认识到西医的不足和困惑之处,即抓住薄弱、关键环节来突破;还更需要有先进的方法论、科学的思维方法的理论体系来指导,而这些都在中医体系中表现得尤为突出,既然有这些优势,就应好好珍惜重视起来。

4) 现代科学技术发展为实现中医现代化敞开了大门:① 我国毕竟具备基本的科技实力,并有着一支雄厚的科研队伍,可为中医现代化提供必需的条件。② 随着日益开放与交流,更便于取人之长,中医国际化更使其实现现代化有着势不可挡的劲头。③ 在中医现代化过程中,又必将促发我国的高科技革命,使中医现代化成为必然。

5) 中医临床的疗效卓著且几无副作用,正为世界人民的健康发挥越来越大的作用,中医药受到人们的普遍欢迎,世界人民需要中医药。

6）世界性的中医热使中医日益国际化。中医受到国际重视，既使我们引为自豪，面对世界性的挑战，又更使我们增加了危机感、紧迫感。

7）当前科学工作已注目到用系统观的方法来研究人体和生命，而这恰好是中医的观点，从思路上讲，中医应是医学的方向。中医学思路与现代科学最新发展趋势的一致性，更说明在世界医学统一的道路上，中医具备一定的潜力。

（6）继承与创新　继承与创新是相对的，是事物发展过程中两种不同的倾向或环节，继承是接受原有的定式，创新是对原有的进行改革更新。二者又是统一不可分离的，且可相互转化。继承是创新的基础和条件，创新是为了更好地继承发展，没有继承，创新就成了无源之水，没有创新发展，也更谈不上继承。有人认为，由于中国人有着尊经崇古的传统，尊古成了中医学思维定式，也许目前偏重于继承的倾向——如唯恐经验失传乃至门户之见等，也是受此影响。我们并不是说不要继承，但科学之生命在于创新，而不能崇拜于原地。中医为什么困扰？原因之一是新一辈中医人才对中医的要求观念改变了，以前学术观念已难适应时代的需要。再者，中医历时数千年，其临床经验总结已是一座宝库，不必再拘执于一方疗效之见。所以应注重于在现代价值要求下去探明其实质、机制，即偏重于开拓创新，才能真正地发掘、提高。

（7）西医方面的问题（举例）

1）体质与疾病：中医认为体质因素与发病密切相关，早在《内经》《诸病源候论》等著作就非常重视。主要包括：① 体质决定对某些疾病的易感性。② 正气不足是疾病发生的内部因素，而正气强弱与体质强弱有密切的关系。③ 体质决定某些疾病的证候类型，如感受相同的致病因素，因个体体质不同而表现出不同的证候类型。

而西医主要是偏重生命体征，对人体体质差异认识不足，由此导出的统计分析结果就值得斟酌，否则就必然会有一部分人受到"一刀切"的伤害。

2）药性与副作用：中医把药物与疗效有关的性质和性能统称为药性，它是药物性质与功能的高度概括。药性的基本内容包括四气五味、升降浮沉、归经、有毒无毒、禁忌等。

而西医忽视药性，我认为这是导致西药出现毒副作用的根本原因。如从临床可见，阿司匹林属发汗伤阴药，若属阴虚体质者用它预防中风，均会出现口干舌燥、心烦失眠、头昏面红等症；而青霉素属大苦大寒药，若用于命门火衰者则易导致过敏性休克；皮质激素属补气固表药，若用于外邪未去的患者，则易"闭门留寇"，多导致疾病缠绵难愈……

3）临床观察与动物实验：在临床研究方面，中医注重临床观察，而西医有不少是通过动物实验来实现的。而人与动物毕竟有差异，从生物结构、认知感受到社会属性都有巨大不同，如：大鼠没有胆囊；家兔是草食动物，消化系统与人相去甚远；又如大鼠对巴豆不敏感，非但没有致泻作用，反而越吃越肥，又称"肥鼠子"；苦参对牛而言可称作"牛参"……这难怪有一些著名中医学家提出"为何宁愿以实验动物做标准，而不相信中医几千年的人体观察"的指责。

5. 指导(中)医学发展之策略

为遵循医学发展形势的需要，必须制定出相当的应对策略，现就一些关键环节提出意见设想，并综引部分学者的方略。

(1) 设立中医现代化的指导机构 既要实现中医现代化，就应该设立中医现代化指导机构作为过渡性的专业领导机构。建议遴选一批既有全局才能，又有专长突破的开拓型中医专家学者，成为这一机构的主导力量，全面、全权指导、引导中医现代化研究工作，并制定出一系列具体的实施方针、措施和规划，组织领导好这场医学革命。

(2) 推行"中学西" 要进行中医现代化研究，就应以中医自身体系为主导力量。而曾提倡的"西学中"搞中医研究，未免犯了本末倒置的错误，因学西医的易陷入机械的框框，致使容易用片面、割裂、静止的观点来看待认识中医，若仅靠以西释中，就难免会使中医研究有些不伦不类，也怪不得有人担心"中医西化"或"中医湮没"了。要改变这种状况，更应推行"中学西"，对中医爱好者更要必须学好西医知识，并借鉴现代科研方法和观念要求来实现中医现代化。而当今中医院校的"三七开"尚无法满足实际需要，若担心会被同化，那纯属"杞人忧天"的无稽之谈，若中医不行，经过一百年来早就该终结其使命。其实，通过深入学习西医才更能发觉其不足，从而更自觉地发挥中医的优势，使西方的机械论与东方的有机论在高层次聚合起来。

(3) 中医现代化的突破口　对中医现代化的突破口问题探讨得比较多，众说纷纭，这也说明这样一个趋势，即无论搞哪一个专业的学者都希望在本专业探索到中医现代化的突破口。而我认为中医现代化突破口应有如下几种含义：① 应是指中医基础理论的某一方面。② 在现代要求下得到阐明，实现这一理论的飞跃。③ 能全面促动中医理论现代化。④ 或是包含了中西汇通的融接点。⑤ 甚至是中医取得主导地位的突破口。

综观当前的研究，中医现代化突破口可能在经络研究方面，为什么这样认为呢？① 经络最具中医特色，包含了整体系统性、内外联系衡动观念、重气化功能。② 当今世界的中医热，主要是针灸热，而针灸热说到底就是经络研究热，所以经络实质得到阐明，必然使中医全面走向世界。③ 经络研究的突破将会取代当前的神经学科和遗传学科等基础学科（可参阅笔者的拙作：《经脉——染色体的相关对应性探讨》《经穴——递质能神经元的相关对应性探讨》）。④ 经络实质现代化必然引发中医学革命，促进在现代科学基础上完善中医（微观）理论。

(4) 强化中医基础理论研究　相对于中医的潜力，并与西医比较而言，中医基础理论研究工作极其薄弱，要改变这种不相称的状况已是势在必行。

（5）**中药药理研究**　中药药理研究要实行"中药西药化"和"西药中药化"同时并进的方针，各取所长，必能实现从有效到高效、减免副作用。并要拓宽思路，不被西药药理框框所束缚，应走出具有自身特色的路来，平衡医学方法论就是值得借鉴的典型例子。

（6）**中药剂型改革**　为适应现代临床的需要，中药剂型改革是中医界面临的迫切问题。临床上，本来中药有较理想的疗效，可患者因嫌麻烦、不合口味等而不接受中药治疗，这就成了影响中医临床覆盖最显著的问题，所以不能主要靠汤剂来以不变应万变，而必须开发完善多种新剂型，如片剂、糖丸、胶囊、气雾剂、口服液、注射液等等，才能从根本上促进中医临床发展。当然，中药药理研究也必然会促进中药剂型改革。

（7）**中医急症研究**　当前急诊方面虽说是西医的一统天下，但我们可以在学习西医的基础上，渗透中医的急症救疗措施，使急救领域产生质的飞跃；甚至可完全单用中药、针灸等救疗各种危急重症，如对中暑、中风、厥证、脑外伤等诸多急症，中医就有着明显的优势。中医急症研究的突破，将从根本上使中医挺起腰板，开始由被动走向主动。

（8）**教材改革**　随着中医学术的深入发展，传统的中医教材面临着新的挑战，为适应新形势的发展，有必要对现有教材逐步进行全面改革。

1）编写教材副本：以现代语言、现代研究成果、动向等为主题编写配套的教学副本,有助于提高学习兴趣和中医学术的全面发展。教材逐渐得到充实、规范化、标准化,就将取代现有教材。

2)开设新课程:根据学科分化和实际需要,可增设新课程或开设选修课,如《中西医汇通学》《中医急症学》等。

3)教材比较:西医教材有许多值得我们学习之处,如西医教材一般都会写进最新进展和中医治法,而中医教材喜欢溯本求源。

(9)高新科研成果的推广应用 这方面的工作尤为不足,应配合医学继续教育进行普及。

1)中医现代科研成果交流范围狭小,大多是自我陶醉的形式,而只有整体水平上去,才能加快振兴中医的步伐。

2)科技设备推广难,这是由于缺乏现代意识,信息不灵造成的。

3)高效验方的普及应用,这是当今存在的最为显著的问题,在这方面很有必要向西医界学习。西医方面几无什么秘方,一旦有疗效好的药物就能迅速推广应用。而中医界有什么高效药就藏了又藏,秘了又秘,深恐被他人学到,这种反差如此之大,必然妨碍中医之发展。

4)医学信息的对外交流加强世界性的中医学术交流和人才交流,要成为全球性的学科,也不必担心人才流失。

(10)人才问题 科学的研究和发展,归根到底就是依赖人才,现代中医药发展更需要那些在中医事业上有创造能力的人,有开拓精神的人,有挑战意识和新思维的人。如何搞好人才工作,造就一大批振兴中医事业的人才,这是时代的使命。

人才问题,主要包括培养人才、选拔人才、使用人才等环节。首先是培养人才,这项工作从六七十年代开始抓得比较深入,基本上应急了实际问题,现应在此基础上扩大规模。其次是选拔人才,使有真才实学者能够脱颖而出。说到使用人才,应创造条件使人才的才能得到发挥,若无用武之地还谈得上什么尊重人才。当前议论较多的人才断层问题,笔者不能苟同,相信没有必要"借贷"人才,所以,当前重心应放在做好选拔人才和使用人才的工作。

(11) 制定中医法　中医现代化的实现和中医急诊的飞跃,必将导致中医法的制定,或者不必法定,而全球必需通行。

(12) 西医的战略重点　中国医学科学院顾方舟教授认为我国西医的发展战略重点应放在以下几个方面。

1)人口学及计划生育的研究,以完善现有节育措施,把优生优育研究放在首要位置。

2)传染病的研究和控制,把发病率降低到发达国家水平。

3)重大疾病,如癌症、心脑血管疾病、内分泌疾病、遗传病、免疫病的研究。

4)卫生学的研究,包括环境卫生、劳动卫生、食品卫生、营养卫生、学校卫生、妇幼卫生。

5）社会医学、医学心理学、老年医学的研究。

6）高新科技——生物科技、生物医学工程、新型药物等的研究。

7）医学基础理论和前沿学科，如医学分子生物学、分子细胞学、医学遗传学、免疫学、内分泌学、神经科学、基础药理学等的研究。

8）对国外研究，在追踪中学习、吸收、创新，某些领域应该做超前的探索性研究。

总之，以上是对一些关键问题做些探讨，仅属个人浅见，也肯定是偏狭的。当然，要制定出正确的策略规划，就有必要进行全面的审视，集思广益，群策群力。

纵横古今，寥廓星辰，历史行进到今天，凝聚着东方智慧的中医学已从现代科学多学科的交叉发展中发现了力量的源泉，看到了自身现代化的希望。中医事业的前途是光明的，前景是壮观的，正如著名科学家钱学森说的那样："说透了，医学发展的途径在于中医现代化而不在于其他什么途径。""中医现代化可能引起医学革命，而医学革命可能要引起整个科学革命。"并且许多专家都预测：21世纪将是中医时代。

面对医学革命的浪潮，希望同志们不单是拭目以待，而要积极投身到这场伟大事业中去，为人类医学健康事业努力拼搏，争做时代的弄潮儿。

第一章　基础篇

探索篇

第一题 《内经》与《周易》的数理相关性探讨

医学家孙思邈说:"不知易,不足以言太医。"

易是指《周易》,是中国传统文化的经典,被视为"群经之首",历来被认为是中华民族的智慧结晶。《周易》是我国古代一部关于自然科学、社会知识和思维哲学的辉煌典籍,它是探讨研究宇宙万物运动变化发展的规律。易卦描摹的是宇宙运行模式,易理揭示的是宇宙最普遍的规律。人与万物皆生活于天地之间,天地之间的一切变化莫不由日月星辰的运行而引起,易经为生命与非生命之间架起了一道"桥梁"。

数是指数字、术数、数理。数既是时间的延续,又是空间的拓展,而易经之数理又每每发人深思,自古以来中国文化对数的认识总是带着东方神秘主义色彩。通过对《周易》和《内经》等的学习,发觉易数与人有着一定的相关对应性。

一、先看天地之数

《易传》曰:"大衍之数五十,其用四十有九。分而为二以象两,挂一以象三,揲之以四以象四时,归奇于扐以象闰;五岁再闰,故再扐而后挂。天数五,地数五。五位相得而各有合,天数二十有五,地数三十,凡天地之数五十有五,此所以成变化而行鬼神也。《乾》之策二百一十有六,《坤》之策百四十有四,凡三百六十,当期之日。二篇之策,万有一千五百二十,当万物之数也。是故四营而成《易》,十有八变而成卦,八卦而小成。引而伸之,触类而长之,天下之能事毕矣。显道神德行,是故可与酬酢,可与祐神矣。子曰:知变化之道者,其知神之所为乎。"

《易经·系辞上传》中说:"天一地二,天三地四,天五地六,天七地八,天九地十。天数五,地数五,五位相得而各有所合。天数二十有五,地数三十。凡天地之数五十有五,此所以成变化而行鬼神也。"有的人因为这里出现了"鬼神"二字,就认为是鬼神崇拜,其实不是的。如果把这段话整体来理解,它说的还是对数的崇拜。这里"鬼神"的意思,犹如"鬼神莫测""鬼斧神工"中的"鬼神"一样。我们可以将这段文字用今天的语言说得更明白一点:一、三、五、七、九为奇数,二、四、六、八、十为偶数,它们各有五个,两两相对,相辅相成。奇数之和为二十五,偶数之和为三十。奇数和偶数的总和为五十五。阴阳之象、八卦之象、五行之象都蕴含着数,所以象、数密不可分,数是另一种象。《易传》中的天数、地数,将数与阴阳联系了起来,因为天为阳,地为阴,奇为阳,偶为阴。八卦布列八方,分别用一至八来代表,所以八卦中蕴含着数。一至十分为生数与成数两组，与五行相配，是为五行数。

这样阴阳与五行、八卦又可以通过数联系起来。这些数就是事物变化深奥难知、鬼神莫测的原因。这里，我们的祖先认为：数是事物变化的原因。

二、再看人之数

在《内经》中，有两种数。一种是观察实测的数，包括对人体组织器官实测的数据、对疾病观察所得死愈之日数、针刺的次数等。另一种就是易数，它在《内经》中起到理论架构的作用。《内经》将来自经验的凌乱材料纳入易数体系，形成条理化的理论。《内经》中运用的有一至九，即所谓的天地至数和河图洛书数及九宫数。

性生理的自然之数，《素问·上古天真论》中记载："帝曰：人年老而无子者，材力尽耶？将天数然也？岐伯曰：女子七岁，肾气盛，齿更发长；二七而天癸至，任脉通，太冲脉盛，月事以时下，故有子；三七，肾气平均，故真牙生而长极；四七，筋骨坚，发长极，身体盛壮；五七，阳明脉衰，面始焦，发始堕；六七，三阳脉衰于上，面皆焦，发始白；七七，任脉虚，太冲脉衰少，天癸竭，地道不通，故形坏而无子也。丈夫八岁，肾气实，发长齿更；二八，肾气盛，天癸至，精气溢写，阴阳和，故能有子；三八，肾气平均，筋骨劲强，故真牙生而长极；四八，筋骨隆盛，肌肉满壮；五八，肾气衰，发堕齿槁；六八，阳气衰竭于上，面焦，发鬓颁白；七八，肝气衰，筋不能动，天癸竭，精少，肾脏衰，形体皆极;八八,则齿发去。肾者主水,受五脏六腑之精而藏之,故五脏盛乃能泻。今五脏皆衰,筋骨解堕,天癸尽矣,故发鬓白,身体重,行步不正,而无子耳。"

《内经》将女性的发育确定为七年一个周期,七七四十九年之后则(气)血衰竭;男性确定为八年一个周期,八八六十四年之后则精(气)无存。

三、相关对应性探讨

中国哲学的思维方式,认识一切事理,总是以人为本,即以人性(阴阳)为出发点,去认识世界,揭示客观规律。

《易》例以"九"代表可变之"老阳","六"代表可变之"老阴","七"代表不变之"少阳","八"代表不变之"少阴"。《周易》占动不占静,所有三百八十四爻,凡阳爻皆称"九",凡阴爻皆称"六";乾、坤两卦特设"用九""用六",即表明"九、六"不用"七、八"的意旨。

易数分类中,有生数和成数、天数和地数两组概念。生数指一、二、三、四、五,成数指六、七、八、九、十;天数指一、三、五、七、九,地数指二、四、六、八、十。天地之数五十五,即天数与地数之和。古人认为,一切数字都可以由天地之数中衍生出来,如:

(1) **55－6＝49** 文王卦法中用签的根数四十九,就是五十五减去六爻之数的结果。

(2) **64－49＝15** 六十四卦减去四十九就是女七男八

之和。

（3）**55＋9＝64** 天地之数五十五加上老阳之数九就是八八六十四卦。

（4）**55－6＝49** 天地之数五十五减去老阴之数九就是七七四十九。

（5）**6＋9＝15** 老阴加老阳就是十五。

（6）**7＋8＝15** 少阴加少阳亦为十五。

（7）**7×7＝49** 七七四十九为女子性生理之规律。

（8）**8×8＝64** 八八六十四为男子性生理之规律。

（9）**9＋7＝16＝2×8** 老阳加少阳为十六，即二八为男子生理的开始。

（10）**6＋8＝14＝2×7** 老阴加少阴为十四，即二七为女子生理的开始。

将《周易》与《内经》的描述联系起来看，不难发现天地人三才的数理相关对应性竟如此吻合。

四、数的运用（数的含义）

《易经》中的占筮，是一种"以数取象"的方法：取 50 根蓍草，经过一系列的操作，最后会得出蓍草剩余的根数，再由蓍草剩余的根数得出一个卦画，这个卦画就代表你要解决的问题。这是对数的崇拜。

1961 年，美国海弗利克（Hayflick）从人胚肺二倍体成纤维细胞的实验中发现，细胞分裂的极限为 50 次。

毕达哥拉斯说：数是万物的本原。如果把这种说法颠倒一下：万物的本原都可以用数学来说明。这样就妥帖了。

同样，把《易经·系辞上传》的说法——数是事物变化的原因，也颠倒一下，那就是：数学阐明了事物变化的原因。这样也妥帖了。

五、理数合一论

一阴一阳之谓道，继之者善也，成之者性也。

六、从生殖性来看

无极：无性繁殖。

太极：雌雄同体。

阴阳：有性生殖。

七、数的微观解析

1. 染色体与易理（染色体与经脉）

生命起源于非生命，人是天地气交、自然选择进化的产物，亦是宇宙演变过程中的必然产物。《易经》认为人为三才之一，与宇宙具有共通的规律，即人与自然界有着共同的本原和属性，因此人与自然界息息相关，与宇宙互相感应。在天人相应思想的辐射下，更是进一步认识到人身是一小宇宙，是宇宙的全息缩影，所以易理同样指导并应用于对人体的认识。

既然易理具有最一般性和普遍性，"易与天地准，故能弥纶天地之道"，其在细胞、分子等微观层次亦当是合应的吧。这里即主要是运用易理对人类染色体主导人体生长发育的时空程序模式（图 1）进行试探，假想如下。

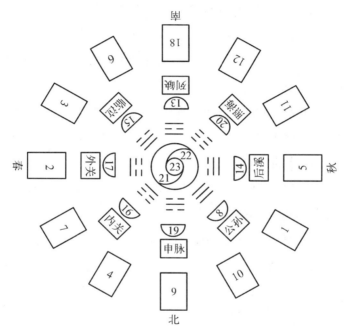

图 1　人类染色体主导发育程序与易理相关图

（1）易理与遗传原理有着密切的关系　如《周易》强调变易与不易，这和遗传学的变异及遗传原理是相通的，易与不易的统一观，正是遗传学中遗传与变异理论的胎源。

（2）无极　有（形）生于无（形），太极源于无极，其在人体的痕迹印记就是脐中，即脐为人体成形前先天之无极而太极。

有物混成,先人体生,指胎盘与脐带。

(3)"**易有太极,是生两仪,两仪生四象,四象生八卦**"表述了对宇宙起源、演化的认识。同样对人体的生殖发育是相通应的。

1)太极:是指受精卵,为 23 号性染色体——雌雄相合所得之太极,是性命之根蒂。

2)两仪:是 21 号、22 号染色体的相对统一,即是指人体成形后的先天之本和后天之本。

3)两仪生四象:是指按程序,先、后天之本顺次控导奇经八脉相应染色体的基因表达,四象为一过性,指任督、冲带、阴阳维、阴阳跷的四对组合。

4)四象生八卦:即四象迅即分为八条经脉,显象于 8 条染色体基因的独立表达。

(4)**根据天人相应,十二经脉以应十二月、十二辰**　每条经脉又各有五输穴,5×12＝60,外合应于天干地支六十甲子之数,为子午流注之本原。六十甲子可能是针对太阳系而言,为探究日、月、地的关系所得出的确论。

(5)**20 种氨基酸与 20 条经脉对应**　8 种必需氨基酸相应于奇经八脉,12 种非必需氨基酸重点与十二经相通。另外,焦谷氨酸与性腺相接,蛋白质类(精)为肾上腺所主,糖脂类(气)由胰腺所统。

2. 染色体与氨基酸

参见本书后述"染色体与经脉、氨基酸的对应关系"相关内容。

3. 六十四卦与遗传密码（太极与遗传密码）

参见本书后述"经络图说之十五"相关内容。

总之，宇宙生成、生物进化、人类个体发生，都是相近的模式，根本原因是信息同源，程序相同，节奏相应。人体的发生与发育即应蕴含着易理的全息缩影，上述推设或有助于对宇宙和生命的探讨认识。

《周易》蕴含着深奥的遗传原理，易理"易"与"不易"的统一观是遗传学"遗传"与"变异"理论的胎源，六十四卦排列与遗传密码的吻合，更有力地验证了易理在自然科学中的价值。

第二题　阴阳学说

1. 阴阳学说应用于人体的现代认识

对人体阴阳的宏观认识应说是基本完备和明确的,如今随着中医现代化的深入,促使人们在现代观念——微观领域去揭示探讨人体阴阳的本质,为此,中外学者付出了极大的努力,也取得了一些有影响的成果。如 1973 年 Goidberg 就将 cAMP、cGMP 这对相互拮抗而又相互制约的物质比作一阴一阳,提出这两种可能就是阴阳的物质基础。有关阴阳物质基础问题,从某种意义看,cAMP、cGMP 各为阴阳一方,但其他物质如 DNA 与 RNA、雌激素与雄激素、CA 与 ch 等的相互关系同样可从某一侧面来分属人体的阴阳,说明单从 cAMP、cGMP 来反映中医阴阳物质基础是很不全面的,人体的相对性远非如此简妙。

在分子的领域中,如何从难以数计的分子阴阳对中揭示出人体最根本、本源的阴阳物质基础,即这一阴阳变化时必然会引起其他阴阳对的改变。求证这一阴阳的本质,应从主导人体生命活动的根源方面进行探寻,这就是中医对人体生命的原动力——元气的认识,即元阴、元阳才是人体阴阳的本质。元阴、元阳是什么呢? 若说是 cAMP、cGMP,二者只不过是新陈代谢的派生物质,也没有根本的原动力作用,所以谈不上是阴阳的本质,只可说是阴阳的表征而已。若对已认识的分子物质进行综合比较,不难看出,对机体新陈代谢有促动作用的物质,最为突出又起根本作用的莫过于儿茶酚胺(CA)类物质,所以认为 CA 可能就是元阳的实质——生命原动力的本源物质,究竟如何,有待于进一步的深入探明。

2. 阴阳学说解读

(1) 哲学家　对立统一规律,矛盾论。

(2) 物理学家　质能方程,相对论。

(3) 伦理学家　家庭是社会的细胞。

(4) 文艺家　爱情是永恒的主题。

(5) 生物学家　有性繁殖。

(6) 道家　一阴一阳之谓道。

(7) 法家　一夫一妻制。

(8) 儒家　家有父母、夫妻。

(9) 西医　精子与卵子。

(10) 中医　阴阳者,天地之道也,万物之纲纪,变化之父母,生杀之本始,神明之府也。

第三题 五行学说的现代探微

五行学说是基本的、普遍的自然规律,并非什么迷信、玄虚之论,它与阴阳学说一样揭示的是规律,本身就是彻头彻尾反对唯心主义的武器。在现代观念中很有必要将其明释,以下就拟用"瞎子摸象"的方式对其进行探讨和阐发,综合起来冀能对理解五行学说起到一定的作用,甚或可将其本质显"象"出来。

1. 说明自然界的构成要素

(1) 构成物质世界主要有五大类物质 现由肉眼所见递推及分子进行分类。

木:植物类,指树木、藤本植物推及纤维素、木炭等。

火:能源类(燃烧过程),如油、脂等易燃物。

土:土石类,包含有机盐、无机盐、氧化物、非金属元素等。

金:金属类,指各种金属元素。

水:指雨水、泉水、海水等各种水。

物质世界即全由这五类物质组成,或单独显现,或融合共存。

(2) 生物细胞层次的五行分属

木:内质网。

火:线粒体。

土:溶酶体。

金:细胞膜。

水:细胞核。

(3) 染色体原子五行发微 染色体主导了生命世界,自然界选择了五种原子作为染色体的核心组成成分,抑或"天布五行,以运万类"。

木——C:构成木类的核心成分。

火——O:主燃烧,决定氧化反应。

土——H:质子可转变成各种元素(化生万物)。

金——N:机体蛋白质分子中的金属离子均与N形成共价键而存在来发挥效应。

水——P:主蕴能,吸附水,而水之比热最大。

2. 全面深入认识世界的方法

世界纷繁复杂,事物千变万化,分门别类就成了认识事物的首要方法,而五行学说正是此法最普遍、最完美的先导。

(1) 直接归属法 把各门类的有形事物依据其属性、特征划分为五类,归属五行,如五行星、五脏等等。

(2) 比类取象法 对五行可征的各种现象也据其特性、

表象或通过感应分属五行,如经天五气、五音、五味等等。

3. 蕴含着系统论、信息类、控制论等科学思想

(1) **与系统论的关系** 通过类比推演的方法,必将把事物归类成系统,五行学说即把整个自然界归为五大物质系统,各系统之间通过生克制化的联系和作用而构成一个有机的整体。系统内部又是一个具有共性的相互联系、相互作用的诸要素组成的具有一定功能的相对稳定的体系,或是次五行体系。可见五行学说完全具有整体系统的观念。

(2) **与信息论的关系** 信息论是一门应用数学统计方法研究信息处理和信息传递的科学,是一门具有高度概括性、综合性、应用广泛而又带有方法论意义的科学。五行,可以说是五类信息标志,五行的物质即是五行信息的载体,五行是一个庞大的信息库,如声、光、色、味……且每一行所指都是特定的信息,也具有生、旺、相、休、囚的运行规律。

(3) **与控制论的关系** 控制论是研究一切控制系统的结构和共性的一般控制规律的科学。控制是在一个有组织的系统内,根据系统内外的各种变化进行调整,不断克服系统的不确定性,使系统保持其具有一定功能的稳态性。五行学说正是典型的反馈调控体系,"造化之机,不可无生,亦不可无制,无生则发育无由,无制则亢而为害"。相生是正反馈,相克是负反馈。若运行正常,制则生化;反馈机制失常,就出现相乘、相侮,无制则亢而为害,甚则"神转不回,回则不转,乃失其机",必然导致有机体解毁。由此还可看出,这种调控不是在同一通道中双向传递,而是由多条通道交叉构成立体网络,形成多级反馈回路。在微观领域里,例如,最近一位台湾大学的学者林建苏(音译)教授以现代内分泌学研究五行生克乘侮调节激素系统发表文章认为:五行学说作为一种普遍规律,使用它说明有关各类事物联系协调平衡。其中某一成分变弱或变强,全系统就失去平衡。要恢复平衡,就要进行能量再分配。下丘脑垂体肾上腺皮质轴的激素调节可用五行生克乘侮的调制系统加以说明。

4. 天之理数一体化

五行说明天、地、人都主要由五个环节组成,为什么是"五"而不是其他数呢?这是因为"五行之理,原出自然,天地生成,莫不有数","理得数而有本,数得理而始明",即认为自然规律达到了理数一体化的境界。对这一自然规律,古人是进行了长期的观察和卓绝的探索,现简引如下。

(1)纪天文

"丹天之气经于牛女戊分,黅天之气经于心尾己分,苍天之气经于危室柳鬼,素天之气经于亢氐昴毕,玄天之气经于张翼娄胃。"

"天有十日,日六竟而周甲,甲六复而终岁,三百六十日法也。"

"此太古占天之始,察五气,纪五天,而所以立五运也。"

(2)察地理

"天气始于甲,地气始于子,子甲相合,命曰岁立"。

"五日谓之候,三候谓之气,六气谓之时,四时谓之岁。"

"天生五材,民并用之,缺一不可。"

(3) 通人事

"手之十指,以应十日。"

对人体生理、病理现象的五行验证更是比比皆是,不胜枚举,可详见《内经》。

"三十而立,四十而不惑,五十而知天命。"

通过以上"远取诸物,近取诸身",总结为"太虚寥廓,肇基化元,万物资始,五运终天","天地之间,六合之内,不离于五"。即把这个来源于实践并经实践反复验证的真理性认识——自然界普遍规律表述为五行学说。

再者,五行才能说明整体的每部分既特异又直接相关,即四种相互作用把各部分联结为一个有机的整体,舍此别无它,也可谓达到了一种理数相融的层次。

5. 天人相应的观点

中医认为人与自然界息息相关,而现代生物进化论认为,生命现象的无比合理性是在长期进化过程中自然选择的结果。这不都是"天人相应"的观点吗? 比如从现代微观看,DNA 双螺旋的每一转都包括有 10 对核苷酸,无一例外,这与"天有十日"难道仅仅是偶然的契合吗?!

第四题 经典中的新收获

——养、助、益、充新解

　　饮食，是人体从外界环境中吸取赖以生存的营养与能量的主要途径，是生命活动的基础与表现，与人的生存息息相关。

　　明代医学家李时珍说："饮食者，人之命脉也。"即认为，饮食能资养人的血气，人体摄入食物后，五谷之精气就充足，气血就旺盛，筋骨就强壮。人的身体之中，阴阳的运行、五行的相生，没有不是由于饮食的作用的。饮食进入人体后就会谷气充盈，谷气充盈就会血气旺盛，血气旺盛人也就精力强健了。还认为，脾胃是由脾秉承而产生的，一年四季也都要以胃气为根本。主身者神，养神者精，益精者气，资气者食。唐代大医学家孙思邈说："资食以存生，而不知食之有成败。百姓日用而不知，水火至近而难识，余概其如此，聊因笔墨之暇，撰《五味损益食治》篇，以启童稚，庶勤而行之，有如影响耳。"又说："安身之本，必资于食……不知食宜者，不足以存生。"元代宫廷太医忽思慧说："上古圣人治未病，不治已病，故重食轻货，盖有所取也。"

人们饮食的根本目的在于使人气足、精充、神旺、健康长寿。但饮食养生不同于饮食疗疾，饮食养生是通过饮食调理达到长寿健康的目的，不是治"已病"，而是治"未病"。这种治"未病"之法就是促进健康、预防疾病的养生之道。

中国传统膳食结构强调"平衡膳食、辨证用膳"，提倡含不同营养成分食物的互补。有关中华民族传统膳食结构有如下精辟论述："五谷宜为养，失豆则不良；五畜适为益，过则害非浅；五菜常为充，新鲜绿黄红；五果当为助，力求少而数。气味合则服，尤当忌偏独，饮食贵有节，切切勿使过。"

"养、助、益、充"这个概念，最早的文献见于《素问·脏气法时论》："五谷为养，五果为助，五畜为益，五菜为充。气味合而服之，以补精益气。此五者，有辛酸甘苦咸，各有所利，或散或收，或缓或急，或坚或软，四时五脏，病随五味所宜也。"这段话是论述怎样通过饮食疗疾治病的，实质上，这个"养、助、益、充"讲的就是中国人的传统食物结构。

"五谷为养"之"五谷"，是指稷（小米）、小麦（面）、稻（大米）、黍（黏黄米）和菽（豆类），泛指多种粮食，即中国人常说的"主食"。这些主食的营养成分主要是**碳水化合物**、植物蛋白质及 B 族维生素，脂肪含量极少。《说文解字》中讲"养，供养也"，五谷提供生命所必需的能量。

"五果为助"之"五果"，王冰注"谓桃、李、杏、栗、枣也"。个人认为专指坚果，此类食品富含**微量元素**。《说文解字》中讲"助，左也"，五果有助养身和健身之功，是平衡饮食中不可缺少的辅助食品。

"五畜为益"之"五畜"，泛指牛、羊、猪、犬、鸡等动物性食物。《说文解字》："益，饶也。"它们含有优质**蛋白质**，可以促进人体生长发育，修补机体组织，弥补植物蛋白在质量上的不足，补益五脏。

"五菜为充"之"五菜"，指葵、韭、藿、薤、葱，泛指叶菜类、根茎类、茄果类、菌类等多种多样的蔬菜。《说文解字》中讲"充，长也，高也"，有类似膨胀之意。蔬菜中含有大量的**维生素** C、胡萝卜素、B 族维生素、钙、钾、镁、铁等营养素。"五菜"可用以充养脏腑。

按照中医理论，五谷能养五脏之真气，故称为"养"。"五果为助"之"五果"起到辅佐和协助的作用。"五畜为益"之"五畜"在"为养"的主食中，可发挥增进的作用，而不能取代。"五菜为充"之"五菜"又起到了补充营养漏洞的作用。完全合理的食物结构还必须有辅佐、补充，才能使机体所必需的各种营养素得以充实、完善。因此合理的膳食结构提倡人们杂食五谷，并以此为主食，在为益的五畜、为充的五菜、为助的五果配合下，主副食互为补充，辨证施食，从而获得全面而均衡的营养。

现代医学也认为，饮食是维持人体生命活动的根本条件，对人身健康是至关重要的。饮食得宜，可以摄取各种养分，延年益寿，饮食失当，又是致病折寿的原因。

中西医的一个重要分水岭在于宏观与微观，此两者间的标志就是显微镜。现代医学在显微镜的帮助下，着重强调微观领域。随着科技的发展，微观领域的研究逐步深入，现代医学已可以标注出每种食物的主要构成，再由此探讨其食用价值。中医早在两千多年前已经提出不同类别的食物提供不同的营养物质，虽未提出碳水化合物、蛋白质、维生素、微量元素等名词，但已经认识到合理的饮食搭配既满足了机体的需要，也是构建健康的基石。中医的先进科学之处就在于宏观涵盖微观，涵盖分子细胞，使分子细胞们上升到宏观、系统、社会的高层次。微观可以对宏观进行解释说明，同时也要受到宏观的统领。由此不难得出结论，现代医学的飞速发展，对中医学而言，不应是一种抑制，而应该是一种促进。西医的研究成果可以用来阐述中医理论，也就是说，我们应该正确看待、合理运用西医的研究成果，这对中医理论现代化的发展是具有推动作用的。

第五题　脾与单核细胞

　　根据五行生克理论，春季肝旺，脾旺四时；肝属木，脾属土，木克土，故春季脾相对偏虚，而各季末相对偏盛。中医学的特点为天人合一的自然观、身心统一的整体观、辨证论治的治疗观。但因当时实验条件的限制、分析方法的不足，而其整体、宏观、辨证的医学理论和实践与现代医学对照堪称佳惠，这也很可能就是当今仍然强调继承与弘扬中医学优势的理由之一。如果单核细胞绝对值的数值变化符合春季较其他季节偏低，而每一季节中季末较其他时期偏高的情况，可以推论：单核细胞绝对值同脾之间存在密切关系，单核细胞绝对值降低可作为诊断脾虚证的一个参考指标。

　　中医临床医学现代化，是整个中医现代化进程中的关键步骤，也是检验中医学是否走向现代化的标志之一。中医临床医学现代化的发展战略，应着重于专病微观辨证、增强理论的自然科学属性、提高诊疗手段的科技含量和临床疗效的飞跃等方面。正确把握中医临床医学现代化的发展战略，对于中医学的发展将起到积极的推进作用。微观辨证,是辨病和辨证相结合的一次飞跃和突破。

《素问·脏气法时论》说:"岐伯曰:肝主春,足厥阴少阳主治,其日甲乙……心主夏,手少阴太阳主治,其日丙丁……脾主长夏,足太阴阳明主治,其日戊己……肺主秋,手太阴阳明主治,其日庚辛……肾主冬,足少阴太阳主治,其日壬癸。"唐代医家孙思邈根据五行生克理论在其《备急千金要方·食治方·序论第一》中曰:"春七十二日省酸增甘以养脾气,夏七十二日省苦增辛以养肺气,秋七十二日省辛增酸以养肝气,冬七十二日省咸增苦以养心气,季月各十八日省甘增咸以养肾气。"张仲景《金匮要略·脏腑经络先后病脉证》曰:"问曰:上工治未病,何也? 师曰:夫治未病者,见肝之病,知肝传脾,当先实脾,四季脾王不受邪,即勿补之。"

1. 国内外研究现状分析及存在问题

单核细胞能吞噬异物,在机体损伤治愈、抗御病原的入侵和对疾病的免疫方面起着重要的作用。机体发生炎症或其他疾病都可引起单核细胞总数百分比发生变化,因此检查单核细胞计数成为辅助诊断的一种重要方法。单核细胞在机体的防护、免疫和创伤愈治过程中起协同作用。尽管它们是血液中的一类细胞成分,但它们功能的发挥则是更多地体现在循环管道外的器官组织中。在功能方面它们与这些器官组织中的许多细胞成分如巨噬细胞、肥大细胞、成纤维细胞等密切相关。

陈勇等[1]观察防己黄芪汤经灌胃给药后对脾虚小鼠腹

腔巨噬细胞和脾脏 T 细胞功能的影响,发现脾虚小鼠的脾脏 T 细胞经 ConA 激活后增殖化活性和产生 IL - 2 的活性明显受到抑制。张声生等[2]选择慢性胃病脾虚证 30 例、脾虚痰湿证 42 例,检测其外周血 T 细胞亚群,发现脾虚证和脾虚痰湿证 CD4+、CD4+/CD8+ 比值皆明显下降,脾虚痰湿证CD3+ 也明显下降,但 CD8+ 明显上升。朗笑梅等[3]检测了 38 例脾虚泄泻患者外周血的 T 淋巴细胞亚群,观察到脾虚泄泻组 OKT1、OKT4、OKT8、OKT4/OKT8 比值皆明显低于健康对照组且有极显著差异。孙克伟等[4]观察 28 例湿热内蕴证和 32 例肝郁脾虚证慢性乙型肝炎患者,检测其 T 细胞亚群、Th1/Th2 细胞因子,结果显示肝郁脾虚型、湿热内蕴型 CD4+/CD8+ 均降低,肝郁脾虚型下降更明显;两型 Th1 细胞因子无明显改变,Th2 细胞因子明显升高,肝郁脾虚型升高更明显。徐重明等[5]通过研究发现脾虚证小白鼠巨噬细胞溶菌酶含量下降,经四君子汤健脾益气治疗后,巨噬细胞溶菌酶含量明显增高。王天芳等[6]通过研究表明慢性疲劳征肝郁脾虚患者外周血的 NK 细胞活性及免疫球蛋白水平较正常对照组显著下降。

IL - 15 是新发现的单核细胞或巨噬细胞分泌的一种重要的细胞因子,参与单核细胞或巨噬细胞与其他免疫细胞的调控,并可维持 CTLL2 细胞的增殖。章梅等[7]研究发现脾虚患者 IL - 15 分泌较正常对照组显著下降,经过四君子汤治疗后,IL - 15 分泌增强,与正常对照组比较无显著性差异,说明脾虚时存在非特异性免疫功能的低下,健脾益气法则通过增强 IL－15 的分泌达到增强免疫调控的目的。

此外,在对脾虚患者用四君子汤治疗一个月后,发现 IL－6 及 sIL－6R 较治疗前明显下降,IL－6mRNA 表达亦呈下降趋势,表明脾虚时存在 IL－6mRNA 高表达,IL－6 和 sIL6R 水平升高,可以在一定程度上作为解释"脾胃所伤、百病由生"的微观物质基础,从而在分子水平上加深了对脾本质的认识,也为四君子汤在临床上的广泛运用提供了理论基础。

李珂珂等[8]通过碳粒廓清法测定单核巨噬细胞吞噬功能,发现拳参水提取物能显著增强正常小鼠单核巨噬细胞的吞噬能力。

参 考 文 献

[1] 陈勇,吴敏毓.防己黄芪汤对脾虚小鼠 Mφ、T 细胞功能的影响[J].安徽中医学院学报,2000,19(1):48－50.

[2] 张声生,陈明,王禾,等.慢性胃病脾虚痰湿证 T 细胞免疫调节及胃宁乐方干预治疗影响的研究[J].中国医药学报,2002,17(12):731－733.

[3] 朗笑梅,王再谟.脾虚泄泻患者 T 细胞亚群的测定[J].中医药研究,1998,14(1):47－48.

[4] 孙克伟,周小军.慢性乙型肝炎湿热内蕴和肝郁脾虚证细胞免疫功能研究[J].中医药通报,2002,1(6):12－14.

[5] 徐重明,汪自源,夏天,等.四君子汤对脾虚证模型小白鼠巨噬细胞溶菌酶含量改变的实验研究[J].实用中西医结合杂志,1997,10(6):509－510.

[6] 王天芳,焦扬,郑君芳,等."消疲怡神口服液"对肝郁脾虚型慢性疲劳

综合征病人免疫功能的调节作用[J].北京中医药大学学报,2000,23：32－34.

［7］章梅,张仲海,夏天,等.四君子汤对脾虚患者血清可溶性细胞黏附分子－1水平和单核细胞功能的影响[J].中国中西医结合杂志,1999,19(5)：270－272.

［8］李珂珂,栾希英,刘现兵.拳参水提物对小鼠免疫功能的影响[J]中药材,2010,33(8)：1302－1306.

第六题 "血室"今析

"血室"是出自《伤寒杂病论》的"热入血室"一病，其虽为临床上能遇见的典型病证，但"血室"究竟是什么，因张仲景未明言，以致后世医家对其认识不一，争论至今，归纳起来，大致有四种解释：一是认为血室即肝脏，如柯韵伯《伤寒来苏集》："血室者，肝也，肝为藏血之脏，故称血室。"二是认为血室为冲脉，如成无己《伤寒明理论》："人身之血室者，即冲脉是也。"三是认为血室为子宫，如张景岳《类经·三焦命门辨》："子户者，即子宫也，假名直肠，医家以冲任之脉盛于此，则月事以时下，故名曰血室。"四是主张血室为肝与冲脉，如沈金鳌《伤寒论纲目》："然则血室之说，成氏主冲，柯氏主肝，二说虽异，其实则同，主冲者就其源头处而言，主肝者就其藏聚处而言。"这些认识，虽然各有自己的理由，但他们得出的结论都是从《伤寒论》和《金匮要略》中"热入血室"的症状上推论出来的。他们各执一词没能达成共识，且都未能说理透彻，所以仍嫌其没有将血室认识阐释清楚。通过揣推探究，笔者认为若从现代观念对

"血室"进行分析,确似有意料之外的收获。以下就有关方面进行辨析讨论。

《伤寒论》与《金匮要略》均有关于热入血室的一致的条文,因《金匮要略》更具归纳性和明确性,所以首先就将《金匮要略·妇人杂病脉证并治》中有关原文列述如下。

(1)"妇人中风,七八日续来寒热,发作有时,经水适断,此为热入血室,其血必结,故使如疟伏,发作有时,小柴胡汤主之。"

(2)"妇人伤寒发热,经水适来,昼日明了,暮则谵语,如有所见者,此为热入血室,治之无犯胃气及上二焦,必自愈。"

(3)"妇人中风,发热恶寒,经水适来,得之七八日,热除脉迟,身凉和,胸胁满,如结胸状,谵语者,此为热入血室也,当刺期门,随其实而取之。"

(4)"阳明病,下血谵语者,此为热入血室,但头汗出,当刺期门,随其实而泻之,濈然汗出者愈。"

随即针对上述载述进行条缕,并提出管见和可能的论据如下:

(1)热入血室病证均与妇人有关 张仲景所述这一病证,始即冠以"妇人"两字;再者,《伤寒论》有热入血室的证治,而《金匮要略》更明确地将这一病证纳入"妇人杂病"篇中,可见,毋庸置疑,热入血室是指妇人之病,血室即是针对妇人而言。

(2)从病因病机看 热邪入里易热盛动血,伤人血分,热邪是致病原因,导致热与血结的病机证候。从病机特点看,此病主要是在月经期才患,所以认为,血室必定与月经相关联。

(3)分析其症状 症状都是热邪居于血分所具有的,外邪入里则发热恶寒;邪已入里则热除而身凉;邪热入于血分,与血相搏结,阻滞脉道,故脉迟;肝之经脉不利则胸满如结胸状;神明被扰则谵语,昼日属阳,邪不在气而在血,故神志明了,夜则属阴,邪入血而神昏谵语如见鬼状;里热郁结,不得外邪,蒸腾于上而但头汗出。这些症状主要是邪热伤血的表现,所以关键要抓住血分这一层次。

(4)从治疗看 治此病用刺期门和服小柴胡汤的办法。期门是肝经募穴,所以此病必然与肝脏(经)相干系,而且小柴胡汤也是疏肝解邪之剂,所以病位应是在(或累及)肝脏。更有"治之无犯胃气及上二焦",也明确指出病位应是在下焦肝脏(及血分)。

(5)综合上述四方面,可知血室当与妇人、月经、血分、肝脏相联系 参看古代医家的四种观点,由于受时代的限制,未能将这四方面有机地串联起来,所以未能有明晰的见识。而在现代观念里,笔者觉得能很好地将四者联结起来加以探究。

其一,血室既是指妇女而言,而妇女的生理特征就是表现为月经,月经又必然与血液相关联。又肝藏血,所以血液又肯定与肝脏相联系。从生物遗传学角度来看,男女有别,主要是由于性染色体 X、Y 的分别所造成的,所以男女有别的生理现象也必然是通过性染色体执导来实现的,即月经也必定是由

X 染色体为主导的生理现象。

其二，月经与血液相关联，所以认为 X 染色体上当有调控血液凝固和溶解的基因。现依据对血友病病因的研究，已知其主要是缺乏第Ⅷ因子所导致的，而第Ⅷ因子的基因是定位于 X 染色体上。而更有意义的是第Ⅷ因子是由肝脏所产生，由此当可认为 X 染色体基因（至少有血液方面的）是寄存于肝脏的。

其三，肝藏血，肝脏有贮藏造血因子及其他造血原料的作用，又产生肝素及凝血因子等，是调节血液成分的最重要器官。而女子有月经，以血为事，孕育胎儿，都是通过肝藏血的功能来实现的，故有"女子以肝为先天"之说。若以肝脏通过调理 X 染色体有关血液因子的活性来参与调节月经周期来说明这一理论根据，就很有契合之感。

其四，治疗热入血室证，仲景一再强调刺期门的治法。期门穴是肝经募穴，又是全身穴位之终端，根据经穴——脏腑相关的理论，外在穴位是内在脏腑功能的反应点、治疗点，期门穴应是有调治肝脏血液系统紊乱的作用，并且也是 X 染色体血液因子基因的外在调节穴位。这里有趣的是，如上帝造人的传说，若从医学角度来看，也似可很好地说明 X 染色体与肋间（期门穴）具有密切联系。

其五，由于人体是一个统一的整体，热入血室也必然涉及有关血液的体系。如冲为血海，并且月事是由"任脉通，太冲脉盛"而以时下，所以临床上也会有冲脉失常的兼症等。

综合上述,认为"血室"是指以 X 染色体为主导的月事系统,其病位在肝脏。"热入血室"即是邪热干扰了 X 染色体上血液因子基因的正常表达,从而出现一系列的病理症状。

第七题　经络实质

一、经脉——染色体的相关对应性探讨

经络学说是中医理论的重要组成部分,经络是人体各部分之间的联系通路,人体由于经络的联系而构成一个有机的整体,而经络实质至今仍是一个谜。细察生物学,可见其对染色体的分化所知甚少,通过学习追索,总是有一种促使我探讨它们相关的信念。

1. 以性染色体为发端

现代对染色体分化认识最清楚的,是发现性染色体 23 号对人类的性别控制,既然决定性器官有特定的染色体来主导,那么其他器官难道就不是由特定的染色体来主导吗? 依据染色体异常会引起特异的内脏器官畸形等,所以,笔者认为每一器官应由特定的染色体分化而来。

2. 经脉数与染色体数的近似相等

经络主要由十二正经、奇经八脉所组成,共有二十条经

脉,这与染色体数是相近的,所余 3 对若再减去性染色体 1 对,还有 2 对呢？当涉及有关内分泌研究时,许多学者都非常强调"交感—肾上腺系"和"副交感—胰腺系"在人体内的重要性,考虑若把两者当作独立的脏器——中医所言的先天、后天之本来看待,则很有妙合之感,而且性器官和先天之本、后天之本具有统管整体的属性,以致没有分化成经脉。这样,经脉(或器官)与染色体相对应的数目正好一致。

3. 经脉的左右对称性与染色体的二倍性

经脉与染色体一样,是与生俱来,均具有稳定的遗传性,正常的人体细胞内有 23 对染色体组成,同样,经脉对于任何正常人都具有一致的数目和外周循行线。而且经脉基本具有对称性(即使行于腹背正中的任脉、督脉在分支时也是对称性),左右各一,这难道与染色体的二倍体性无关吗？之所以不以器官为代表与染色体相对应,亦是因为有些器官无对称性,当然,左、右同一经脉的络属脏腑是相同的。

4. 经脉与染色体的重要性相当

染色体几乎贮存着全部的生命遗传信息,而人体的经络同样是"内属于脏脏,外络于肢节",遍布网络周身,并且"能决死生,处百病,调虚实",可见,两者的重要性如出一辙。

5. 病理方面的相关性

染色体异常所致畸形等与经脉循行线等有较大的对应相关。

最为典型的是：

(1) 13 号染色体异常,可见显著的循任脉畸形 先看任脉的循行部位及基本功能。

循行部位:起于胞中,下出会阴,经阴阜,沿腹部和胸部正中线上行,至咽喉,上行至下颌部,环绕口唇,沿面颊,分行至目眶下。

任脉之别络:从鸠尾(尾翳)穴处分出,自胸骨剑突下行,散布于腹部。

基本功能:任,有担任、任受的意思。任脉行于腹面正中线,其脉多次与手足三阴及阴维脉交会,能总任一身之阴经,故又称"阴脉之海"。任,又与"妊"意义相通。其脉起于胞中,与女子妊娠有关,称"任主胞胎"。

再看 13 三体综合征的临床表现:小头、唇裂腭、小眼、多指(趾)。此外还表现有:宫内生长发育迟缓、出生体重低,具单一动脉;前额后缩,矢状骨缝和囟门宽,常见虹膜缺损,偶有独眼无眼畸形,耳低位伴耳郭畸形,耳聋,鼻宽而扁平,下颌小,摇篮足底;男性常有隐睾,女性则有双阴道、双角子宫等;胃肠道、心肾畸形也很常见;肤纹常见有通贯手、atd 角增大;智力与生长发育严重滞后,存活较久的患儿还会出现癫痫样发作。

由上可以看出任脉与 13 号染色体异常有较大的相关对应性。

(2) 手少阴心经与 18 号染色体异常有较大的相关性

经脉循行:起于心中,走出后属心系,向下穿过膈肌,络小肠。

分支：从心系分出，夹食道上行，连于目系。

直行者：从心系出来，退回上行经过肺，向下浅出腋下（极泉穴），沿上肢内侧后缘，过肘中，经掌后锐骨端，进入掌中，沿小指桡侧，出小指桡侧端（少冲穴），交于手太阳小肠经。

手少阴之别络：从通里穴处分出，在腕后一寸处走向手太阳经；其支脉在腕后一寸半处别而上行，沿着本经进入心中，向上系舌本，连属目系。

手少阴经别：从手少阴经脉的腋窝两筋之间分出后，进入胸腔，归属于心脏，向上走到喉咙，浅出面部，在目内眦与手太阳经相合。

再看 18 三体综合征的临床表现：18 三体可导致严重畸形，出生后不久即死亡。患者宫内生长迟缓，小胎盘及单一脐动脉，胎动少，羊水过多；一般过期产，平均妊娠 42 周，出生时体重低，平均仅 2243 克，发育如早产儿，吸吮差，反应弱；头面部和手足有严重畸形，头长而枕部凸出，面圆，眼距宽，内眦赘皮，眼球小，角膜混浊嘴小，腭狭窄，耳低位，耳郭扁平，上部尖，形似"动物耳"；小颌，颈短，皮肤松弛；全身骨骼肌发育异常；胸骨短，骨盆狭窄，脐疝或腹股沟疝，腹直肌分离；特殊的握拳状，即第 3、4 指并合，食指盖过第 3 指，第 5 指盖过第 4 指；大腿外展受限，先天性髋关节脱位；下肢最突出是"摇椅状足"，大拇指短而背屈；男性隐睾，女性阴蒂及阴唇发育不良；95％的病例有先天性心脏病；肺分叶异常；异位及马蹄形肾，肾盂积水,患儿智力明显缺陷;30%的病例有通贯手,指弓纹增多,部分小指一条褶纹。并且18号染色体异常都是重度智力低下,这也似与中医的"心主神志"相关。

由上可以看出手少阴心经与18号染色体的对应性也是比较吻合的。

其他如1号染色体异常,有值得注意的未发育和发育不全的胸腺,并有复杂的心脏病;3号染色体异常多见有消化道畸形;4号染色体异常可见眼部畸形,腭裂,颈细而长,躯干较长,四肢细长,指长,大拇指特长,外生殖器畸形;5号染色体异常多有特殊型号哭(猫叫综合征),小头,肾及腹部畸形,各种不同的骨骼畸形,技能延迟,虚弱严重,智商<20;6号染色体异常可见四肢纤细,第1趾间增宽;7号染色体异常可见鼻小而尖;8号染色体异常可见骨畸形,骨盆发育不良及狭窄,多乳头;9号染色体异常可见斜视,忧虑貌;10号染色体异常可见严重生长延迟,海龟嘴;12P部分单体可见第5指弯曲⋯⋯

6. 从生理方面来联系

运用染色体基因与内脏功能来比较分析,发现6号染色体与脾的功能较为一致。

先看看脾的功能叙述。脾是最大的淋巴器官,是淋巴系统的核心,而中医论述的脾之功能也统括了淋巴系统的功能。

(1)主消化 《素问·厥论》:"脾主为胃行其津液者也。"认为胃液分泌消化酶之基因定位在6号染色体上(脾脏所主)。

（2）**主升清**　主升清是指脾具有把水谷精微向上转输至心、肺、头目等的功能。营养物质的吸收,主要是依赖淋巴管的升吸作用来完成。"游溢精气,上输于脾,脾气散精,上归于肺",比较形象地描述了脂及乳糜微粒等从肠黏膜,经过毛细淋巴管→中央乳糜管→淋巴管→胸淋巴导管→肺脏进入血液循环的全过程。

（3）**主统血**　《难经·四十二难》:"脾裹血,温五脏。"脾的功能有:① 滤血。② 造血。③ 储血。

（4）**在志为思**　通过思考来获得转机、转变、变化,这与脾主消、主化、转化异物的功能特性是一脉相承的。

（5）**在液为涎**　《素问·宣明五气》:"脾为涎。"涎的分泌主要与脾相关。涎是指浆涎,内含淀粉酶较多。分泌腺主要是指腮腺和唾液腺。

（6）**在体合肉,主四肢**

（7）**开窍于口,其华在唇**

（8）**主导淋巴系统的免疫功能**

再看看 6 号染色体的基因表达(表 1)。

表 1　6 号染色体基因表达

DNA 片段	标记点	相应的基因表达
MHC		主要组织相容性复合物(F,S)
HLA - A		人类白细胞抗原 A(F)
HLA - B		人类白细胞抗原 B(F)

续　表

DNA片段	标记点	相应的基因表达
HLA-C		人类白细胞抗原 C(F)
HLA-D		人类白细胞抗原 D(F)
HLA-DR	(P)	人类白细胞抗原 DR(F)
C2		补体成分-2(F)
C3BR	(P)	补体成分-C3b,C3BR 的受体(S)
C3DR	(P)	补体成分-C3d,C3DR 的受体(S)
C4F		补体成分-4F,或 C4B(F)
C4S		补体成分-4S 或 C4A(F)
C4BP	(L)	补体成分-4(结合蛋白)(H)
BF		备解素因子 B(F)
MLRW	(P)	混合淋巴细胞反应(弱)(F)
PLT1		预致敏淋巴细胞试验-1(F)
RWS	(L)	豕草敏感性(F)
IHG	(P)	合成多肽的免疫应答-HGAL(F)
ITG	(P)	合成多肽的免疫应答-TGAL(F)
IS	(L)	免疫抑制(H)
DC1		特异性 DC1 免疫应答抗原(F)
HFE		血色素沉着症(LD,F)
NDF	(P)	嗜中性白细胞分化因子(LD)
CAH1		由于 21-羟化酶缺乏而引起的先天性肾上腺增生(F)
ASH		不对称中隔肥大(F)
ASD2	(P)	房间隔缺损(第二隔型)(F)
GLO1		乙二醛酶-1(F,S)
ME1		苹果酸酶(可溶性)(S)

DNA 片段	标记点	相应的基因表达
SCA1		脊髓与小脑共济失调-1(F)
PGM3		磷酸葡萄糖变位酶-3(S,F,OT)
SOD2		过氧化物歧化酶(线粒体型)(S)
HC	(L)	遗传性血胆固醇过多(F)
DMJ	(L)	少年型糖尿病(F,LD)
PDB	(L)	Paget 骨病(F)
LAP	(L)	喉内收肌麻痹(F)
PLA	(P)	胞浆素原激活物(S)
BEVI		MaboonM7 病毒复制(S)
S5	(P)	表面抗原-5(S)
MRBC	(P)	猴红细胞受体(S)
ADCP1	(L)	腺苷脱氨基酸复合蛋白-1(S)
PRL		催乳激素(RE)
HAF	(P)	Hageman 因子(D)
D6SI	(P)	DNA 片型(S)

从以上可以看出 6 号染色体的基因与脾的生理功能是基本吻合的。

还有,中医认为"冲为血海",而 8 号染色体的基因多是与血液系统相关的基因;督脉总督一身之阳经,故又称为"阳脉之海",气功学中就有"督脉通,百病消"的观点;而 14 号染色体主要与体液免疫相关。

7. 临床方面

在临床上，有些先天性疾病（如小儿弱智）用药物治疗，效果不明显或无效，而我们运用针刺治疗能取得较满意的疗效，这说明针刺穴位有调整基因的作用。并且在经络研究中，也有学者认为穴位是外周的基因调控点。

8. 经脉与染色体的对应关系

通过综合对比，初步认为染色体与经脉和器官的对应性大致如下（表2）。

表 2 染色体与经脉和器官的对应

染色体序号	经 脉	器 官
1	手厥阴心包经	胸腺、心包膜
2	手阳明大肠经	大肠、扁桃体
3	足阳明胃经	胃
4	足厥阴肝经	肝脏
5	足少阴肾经	肾脏
6	足太阴脾经	脾脏
7	手太阴肺经	肺脏
8	冲脉	血液系统
9	足少阳胆经	胆
10	手少阳三焦经	胸腹外包膜（内脏神经支配者）
11	足太阳膀胱经	膀胱
12	手太阳小肠经	小肠
13	任脉	前列腺（含 PG 系）
14	督脉	含 Ig 系

续　表

染色体序号	经　　脉	器　　官
15	带脉	？
16	阴维脉	？
17	阳维脉	？
18	手少阴心经	心脏
19	阳跷脉	甲状腺？
20	阴跷脉	甲状旁腺？
21	（后天之本）	副交感—胰腺
22	（先天之本）	交感—肾上腺
23	（性命之根）	性腺（性器官）

9. 染色体与进化

提出这一设想，笔者也曾恍然，因若如此，则植物等也有染色体，是否也应存在着经络呢？但仔细分析，植物虽有染色体，可其分化是低级的，更不像动物那样有神经传导系统。与其他哺乳类比较，有的染色体数目多，是否经脉也多呢？这似是不可能的，是否一条经脉可对应数条染色体呢？这从多条染色体可融合为一来看，又有可能。如：人类 2 号染色体在其他三种类人猿——黑猩猩、大猩猩及猩猩，以 2 个近端着丝粒染色体〔2p〕及〔2q〕形式存在。在人类它们的融合说明了人是从大猿染色体数 2N＝48 过渡为 2N＝46 的。

10. 中心粒与神经系统

从鞭毛、纤毛与中心粒同源来看，神经系统应由中心粒为主（当然需要"中心粒组织者"的作用）分化而来，简要的理由如：植物细胞就没有中心粒。分析鞭毛的自主运动功能，可知像草履虫这样的单细胞动物就已示有"意识—运动"的端倪。再就细胞的分裂，首先是中心粒一分为二，由此来认识几乎终身不分裂的神经细胞，大概是因为其中心粒转化为神经轴突的缘故。而所谓的"中心粒组织者"也许正是各条染色体基因相互作用的综合表现。

11. 脏腑与经脉的关系

经脉是内属于脏腑的，脏腑是经脉的根本，经脉是脏腑的枝叶。人与其他哺乳类的脏腑几乎具有一致性，而染色体有异，经脉更是有别，可否认为：脏（腑）器官是由核仁分化而来，染色体分化为经脉。染色体以核仁为主导，经脉对脏腑具有连属调控等特性、作用，经脉随着生物进化趋于完善，或是通过经络的天人感应引导了生物进化。

12. 经脉与非组蛋白活性位点

染色体是由组蛋白和非组蛋白结合在 DNA 上而构成，且主要由非组蛋白调控着基因活性。非组蛋白具有多样化、组织专一性和种属特异性，现已知的酶类、激素及神经肽等绝大多数都属于非组蛋白。染色体上大约每 10^6 个核苷酸对的范围内只有一个非组蛋白的活性位点，人体的非组蛋白活性位点数与经穴数目似有呼应之势，由此以为经穴是通过调节非组蛋白的活性来主导基因活动，执导生命现象。

13. 细胞分化

依据同一个体内不同细胞的遗传潜能相等,分化的组织为不同基因信息的表达池,可以认为,经脉是表现各自对应染色体基因活性的细胞组织,而脏腑则是以某条活性染色体为主导调理的综合组织器官。

通过上述探讨,从理论、临床、病理、生理等各方面的吻合性来看,经脉与染色体存在内在的相关与对应性。

不知是偶然巧合还是科学发现,若观点正确的话,不仅可以运用染色体遗传学来破解经络之谜,还能将局部—整体、内在本质—外在表象、针刺穴位—基因调控等从理论、科研到临床有机地结合起来,希望它能成为宏观通向微观的"桥梁"、连接中医与西医的纽带。

二、经穴—递质能神经元的相关对应性探讨

在当前的中医多学科研究领域里,本文将中医理论与神经生物学、神经生理学、神经解剖学等相联系,运用阴阳五行学说的哲学思维方法,参以现代研究的实验依据,进行经穴—递质能神经元的相关对应性探讨。

1. 思路简述

笔者在高中时期的业余爱好就是学习中医,在学习了上海中医学院(现上海中医药大学)编写的《针灸学》[1]后,就知道经络实质是一个待解之谜,当时就有了"经穴—特异的神经支配"的念头。随后这一念头一直萦绕在我的脑海之中。

进入大学之后，在针灸经络的学习过程中，总是有一种促使我探讨经络实质的信念。首先虽接触了有关的研究资料，但对诸多不一的实验结果和见解确是无所适从，迨学习《经络结构探索》[2]后才深受启发，并认为经络外周结构应为"间隙疏松结缔组织"，这与合之有象可见、分之无迹可寻的"波导管"见解是相得益彰的。

而对穴位本质的探讨，依据针刺作用机制研究的结果——经穴如果失去了神经的支配（就是有特异的神经支配），其相应的功能几乎完全丧失，针感（酸、胀、重等）亦是通过神经传导而形成，这表明经络功能必以神经为主导，可见单从"外周"来认识经络是不足的。

再者，神经系统的功能主要是通过神经递质来实现，有关针刺对中枢神经递质的影响的报道指出[3,4]，针刺可以影响中枢神经递质的含量，并且针刺效应主要是通过神经递质变化来实现，由此联想到针刺效应的特异性是否与特异的神经递质含量变化有关呢？鉴此，就希望能从特定穴的命名及功效得到启示。

对原穴的命名主要与原（元）气相关，根据推导，认为元气与多巴胺（DA）相当，于是就将原穴与 DA 能神经元联系起来。按照类似的思考方法，也发觉特定穴的功效与其他递质的效应有着较大的各自对应性，并且很多针刺经络研究认为能用本假说进行解析。

但当今医学又尚无像假说图那样的神经传导系统记载。

之后,又经过十余年的思索和查阅有关研究报道,认为很有可能是现代神经解剖学尚未明晰的一个系统。如:脊网束起自脊髓第Ⅹ层的起始细胞能接受肽能和单胺能传入冲动[5]。并认为递质能神经元在外周应有特定的调控点,这与经穴的分布有遥相呼应之势。

2. 经穴—递质能神经元的相关对应性

据经典记载,同名特定穴在功效和主治等方面具有共同性。

再看看神经生物学对神经递质的分类,通常将中枢递质分为经典递质、神经肽以及一些有待确定的可能递质。而经典递质包括:① 胆碱类:主要为乙酰胆碱。② 单胺类:包括多巴胺、去甲肾上腺素、肾上腺素、5-羟色胺和组胺。③ 氨基酸类:根据其中枢作用可分为兴奋性氨基酸和抑制性氨基酸两大类,前者包括谷氨酸、天冬氨酸,后者主要有氨基丁酸和甘氨酸[6]。

在将特定穴功效与经典递质效应进行比较时,发觉原、井、荥、输、经、合、络穴分别与多巴胺、谷氨酸、肾上腺素、去甲肾上腺素、组胺、乙酰胆碱、5-羟色胺等递质能神经元似具各自对应性,现进行如下分析。

(1) 原穴—多巴胺能神经元 《难经·六十六难》:"脐下肾间动气者,人之生命也,十二经之根本也。"《灵枢·九针十二原》:"十二原者,五脏之所以禀三百六十五节气味也。"这主要是强调元气的重要性和原穴为经脉的发端。对元气的认识历来都很精深，但对其实在物质却至今未能明证，当今探讨"气"的本质时，绝大多数学者都倾向于理解为"能量"，而对于"阳"的实质，根据"阳"的属性，笔者认为若将其理解为"促产能物质"较为恰当，因此在神经递质类物质中，"阳"应为儿茶酚胺类物质。进一步推想，阳气为元气所化生，由此自然想到肾上腺素、去甲肾上腺素的前身物多巴胺似应为元气（确切而言应是元阳）。

所以，在探讨特定穴的命名时，据原穴是元气输注于经脉的部位，结合针刺可引起中枢递质的变化，就将原穴与中枢多巴胺能神经元系统联系起来。

（2）井穴—谷氨酸能神经元 "所出为井"是喻经气之始生，万物生发之始端。"井主心下满"，井属木（本文指阴经五输配五行），指井穴主治心下满闷的病证。临床上井穴是急救泻热之有效穴位，一切热、实、气滞血瘀的急性热病都可采用井穴放血疗法，此法常用于主治中风卒倒、不省人事、癫狂等神志病及暑厥等热病[7]。

由于井穴主要是主治神志昏迷，其开窍醒神之功最著，考虑针刺井穴应具有兴奋中枢神经系统的作用，所以就将中枢兴奋性递质谷氨酸与之对应联系。如：井穴的速效与谷氨酸的快速效应具有一致性。

（3）荥穴—肾上腺素能神经元 "所溜为荥"，言其脉气渐盛。"荥主身热"，荥属火，内应心邪，诸经热病初起，均可取而治之[7]。灸荥穴同样有壮阳助火的功效，可主治真寒假热证。

此对应关系主要是从心、火来认识,因在诸神经递质中,唯以肾上腺素的促产能效应及加强心肌收缩作用最为显著。

(4) 输穴—去甲肾上腺素能神经元 "所注为输",输穴为土,内应于脾,居中以溉四傍。"输主体重节痛",临床上,若脾失健运,症现四肢无力、沉重微肿,以及一切肢节疼痛、风湿痹证、各种阵发性痉挛之疾,均可取治于输穴[7]。

考虑去甲肾上腺素也是促产能物质,且可减少或改善微循环灌流量,这似与输穴主治相通。再者脾神经中以去甲肾上腺素有通达全身的特性。

(5) 经穴—组胺能神经元 "所行为经",经穴属金,内应于肺,外合皮毛以司呼吸。"经主喘咳寒热",当表邪袭肺,发生寒热咳嗽,可取经穴治之[7]。"五脏六腑皆令人咳",可取各自的经穴治疗。

依据组胺以与外界接触的皮肤、胃肠道和肺含量为最高的分布特点,将经穴与组胺能神经元对应联系。

(6) 合穴—乙酰胆碱能神经元 "所入为合",合穴属水,内应于肾。据"合主逆气而泄","合治内府"及"经满而出血者病在胃,以及饮食不节病者取合"的原则,(阳经)合穴用于主治一切胃肠病与慢性病,有健胃、扶正培土、驱邪防病之功[7]。又据"病在阳之阳者,刺阳之合",可知合穴具泻热之功,也主治实热暑热病证。

胃肠的舒缩主要与乙酰胆碱相关,这与"肚腹三里留"是相当的。若从乙酰碱胆可抑减代谢方面来看,也可说明合穴的泻热功效。

从现代对"足三里"研究等的所有报道中[8~11],均可证明合穴的针刺作用机制是通过胆碱能系统发生效应。

(7) 络穴—5-羟色胺能神经元 络穴是络脉所属的穴位,沟通表里两经之间的相互关系,故对疏通表里经疾患最为常用。络为元气之别使,《难经·二十三难》:"别络十五,皆因其原,如环无端,转相灌溉。"清代徐大椿释道:"脉所注为原。《灵枢·九针十二原》:原者,五脏之所以禀三百六十五节气味也。盖谓五脏之气皆会于此,而别络之气亦因乎此也。"现代研究证实:① 5-羟色胺是一种吲哚胺,它像儿茶酚胺一样来源于嗜铬细胞。② 单胺氧化酶(AMO)同样可降解5-羟色胺。

临床上,偏头痛主要与5-羟色胺相关联,而查看治偏头痛的验案,几乎都取用了络穴,抑或亦可言"络主偏头痛"?

根据近年来研究[12,13],可基本说明"内关"等络穴与5-羟色胺能神经系的对应联系。

(8) 其他相关对应性

1) 井穴——麦门冬氨酸能神经元,如阴经可能与此相关。

2) 郄穴——缬氨酸能神经元。

3) 三阴交——丝氨酸能神经元。

4) 大杼——与维生素D有关。

5) 养老——与维生素A有关。

6) 中脘——与维生素 B 有关。

3. 经络实质图　见图2。

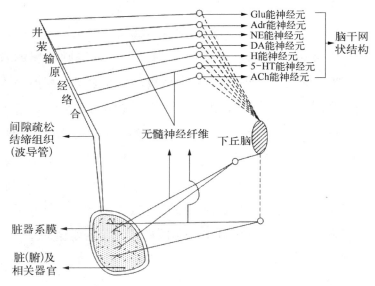

图 2　经络三维模式简图

4. 经穴实质与轴浆运输

从经穴的实质看,《灵枢·九针十二原》:"所言节者,神气之所游行出入者也,非皮肉筋骨也。"这就明确指出经穴的本质并非能看得见、摸得着的皮肉筋骨,而是神气的活动所在。如今都把"神"认为是中枢的功能表现,若把"神气"理解为神经递质,而经穴即是神经递质的功能活动表现所在。经穴与生俱来,一般不被我们直接感知,但其游行出入的活动(如穴位跳动感)是可以感知的。

在此先看看对轴浆运输的描述。

轴浆运输:由于核糖体是细胞的蛋白质工厂,缺乏核糖体的轴突其蛋白质必须在细胞体合成然后运输到轴突。这种物质在轴突内运输的运动称为轴浆运输。20 世纪 40 年代,美国神经生理学家 Paul Weiss 和他的同事发现,用绳结扎轴突,轴突内的物质便积累于靠近胞体的轴突端。如解除结扎,积累物质则继续以 1～10 mm/d 的速度运向轴突末梢。这种物质在轴浆内的流动称为轴浆流。20 世纪 60 年代后期,发展了一些方法追踪顺行轴浆运输的蛋白质分子的运动,即用放射性氨基酸注入神经元的胞体,使其参与蛋白质合成,然后在轴突末梢测定含放射性同位素的蛋白质,就可了解其运输速度。其机制是,含有已合成的物质的囊泡通过驱动蛋白提供的"腿"沿轴突的微管下行,这一过程以 ATP 为燃料,其方向为从胞体到末梢,故称为顺行运输。顺行运输有快速和慢速两种,前者约 100 mm/d,运送细胞器(如囊胞、线粒体等);后者约 1～3 mm/d。轴浆内大部分物质是慢速运输的,主要是运输生长或更新所需的物质。另一种从末梢到胞体沿轴突而上行的物质运输运动称为逆行运输,提供逆行运输的"腿"是一种动力蛋白,逆行运输的分子机制与顺行运输相似。逆行运输均为快速运输[6]。

由上就可以很好地理解穴位的游行出入活动。

5. 针刺作用的调整体系

针刺某一穴位,可认为其相应的递质体系都得到调整,如对递质合成酶及降解酶活性、递质含量、受体(靶器官)、递质调控体系等均有调整作用。对于这些递质能神经系,可相对地理解为合成酶或降解酶阳性神经系,如乙酰胆碱能神经亦可认为胆碱酯酶(ChE)阳性神经系。所以不能单从递质角度来考虑穴位的性能、功用。

还有针刺同一穴位亦具有相应的针刺镇痛作用,这说明二者是同一机制的两种效应表现。

6. 脑干网状结构

通常所述的网状结构,主要指脑干网状结构而言。低等脊椎动物的中枢神经系统大部分由网状结构组成。高等脊椎动物虽已有大量边界明显的灰质和白质出现,但网状结构仍然是脑内的一个重要组成部分,它代表脑在进化上的古老部分。几乎所有来自外周的传入纤维都有终支或侧支进入网状结构,而网状结构又直接或间接与中枢各部保持密切联系,影响中枢神经的各方面活动。所以从某种意义上说,网状结构是中枢神经的一个整合中心,从此中心不断地发放冲动传导信息到大脑皮质、脊髓和小脑等其他脑区发挥调节作用。

实验研究均证明,针刺冲动和痛冲动主要是经脑干网状结构上传。

7. 针感——递质与循感——受体

针刺穴位产生针感传入中枢,主要是调节递质的合成与降解。经气循经脉传导形成循经感传入脏腑,调整脏腑器官的功能活动,若阻止循感,也几无针效。经气是一种能量流,具有一定的波谱,从光波可引起视黄醛立体异构的现象看,外周循感可能改变脏腑细胞上相应的受体结构,即经气对受体具有调整作用。这样,针感—递质与循感—受体的协同作用,就起到治疗内在脏腑疾患的效用。

8. 与全息律的关系

十二经脉和奇经八脉是机体的整体机构,这是不可再分的,而对耳、鼻、眼、舌等微经络系统可认为是整体的全息缩影,这些递质能神经系统完全具备递层多分的可能,微刺系统的效应可能主要与无髓神经纤维(游离神经末梢)的全息分布有关。例如耳针、鼻针等。

(1) **耳针研究** 人体内脏在耳郭上相应部位的反应点,恰恰都在迷走神经耳支的分支区内。当针刺该处时,机体则呈现有意义的变化。再者,耳郭敏感点的形成同中枢神经系统,特别是脑干网状结构的功能活动有关[14]。

综合有关耳针研究,耳穴作用机制主要与迷走神经(乙酰胆碱能神经元系统)(水)相关。

(2) **鼻针研究** 动物实验证明,手术切断交感链的家兔,在鼻区便失去针刺止痛的能力[15]。这或说明鼻穴与去甲肾上腺素能神经元系统(土)相关。

9. 针感与慢痛神经

针刺经穴时,产生酸、胀、重等针感是通过神经传导所形成,这表明经穴有特异的神经支配。杜焕基认为,它实际上是一种深部痛,无疑与 C 类纤维的兴奋分不开[16]。

传导慢痛的外周神经纤维主要是 C 类纤维,是否可以认为,针感与慢痛的传导属同一类纤维呢? 因两者都是难以忍受的钝痛,且都伴有情绪反应及心血管和呼吸等内脏功能的反应变化。

临床上,针刺穴位一般要经过一定的手法才能得气,可说明 C 类纤维兴奋阈较高(C 类纤维也有累积和等级效应),由此可以认为,针刺先是兴奋有髓纤维感受器,再激活 C 类纤维感受器,而当游离神经末梢兴奋时,因其表现为高频长串的放电(及长时间的后放电),反过来激活有髓纤维感受器相继兴奋,达到一定程度就表现为产生针感。由此可较好地认识针刺手法与分析穴位产生针感的神经纤维类别。

10. 非特异性投射系统

临床上,患者对于针感一般缺乏明确的定位,因此有理由认为经络应属于非特异性投射系统。再者,从各方面的记载及论述来看,经络似参与神经系统(机体)的各部分功能,又不被我们所直接感知,介于自主神经与感觉神经之间,起着媒介与基质的作用,但可被意识(如练气功)间接地调控,这与网状结构的性能也是吻合的。

11. 自律神经系统

从神经系统的调节来分析,若将感觉—运动系统看作是自动调控系统,把植物神经系统看作是自主神经系统,而经络则应属于自律神经系统。且脑内许多神经递质的含量都表现出昼夜节律,子午流注理论的形成就是最好的明证。

12. 无髓神经纤维

针刺通过神经传导发生效应,再来分析支配穴位的神经纤维类别,先来看一下对神经纤维的分类。

神经纤维的分类方法很多,可按其所在部位分为中枢神经纤维和周围神经纤维;按其传导方向分为传入神经纤维(感觉纤维)和传出神经纤维(运动纤维);按其结构特点分为有髓纤维和无髓纤维。在周围,有髓纤维是一条神经元的突起外面由雪旺细胞膜以螺旋状盘绕数层而成。无髓纤维也并非无髓鞘,而是一条或多条突起包在一个神经膜细胞内。

除上述分类方法外,又可根据直径大小、传导速度快慢将周围神经纤维分为 A、B、C 三类。

A 类神经纤维:具有发达的髓鞘,最粗,直径约 1～22 μm,传导速度最快,为 5～120 m/s。

B 类神经纤维:具有髓鞘,但较薄,直径为 1～3 μm,传导速度较慢,为 3～15 m/s,主要分布至内脏。

C 类神经纤维:为无髓纤维,最细,直径小于 1 μm,传导速度最慢,为 0.6～2 m/s,此种神经纤维分布于后根及自主神经节后纤维[17]。

依据针感缺乏明确的定位等,笔者认为支配穴位的神经纤维应属于无髓神经纤维,但应比上述的 C 类神经纤维要"粗大"一些。因全身经穴为 361 个,且具左右对称性,这样人体应具有 361×2=722 根这种类别的神经纤维。

13. 细胞骨架

细胞骨架包括微管、微丝和神经丝。细胞骨架几乎能维持神经元原来的形状，它以一种坚韧、高度交联的凝胶状形式充满着整个细胞。神经元形态和大小的多样性和复杂性依赖于骨架。骨架是动态的。在发育过程中，骨架很大程度上决定轴突和树突的发生。当外周神经元的轴突被切断时，生长锥的延伸、回缩或形态发生改变，这是由细胞骨架具有的高度可塑性动态变化所致。在整个生命过程中，骨架对神经元的生存功能活动起重要的作用。神经元的骨架可因年龄、电活动、损伤或去神经等发生相应的改变。细胞骨架还为有关物质的直接运输至轴突和树突提供了结构基础。细胞骨架的交联虽可构成某些不可穿越的屏障，但也处于一种聚合与解聚的动态过程中，以使细胞器（如线粒体）通过。细胞骨架还可与膜蛋白相互作用，使其分布于适当的区域，包括轴突膜、树突膜、轴突起始段、郎飞结、突触前和突触后特化区。这样，细胞骨架就对神经元内特化区域的形成和保持起主导作用[6]。

以往认为，成熟的神经细胞内不存在中心体，故神经细胞不能分裂。现在发现中心体存在于各种类型的神经细胞中，它们或许与微管的产生和维持有关[6]。

实际上我认为中心体是细胞骨架的总根源，而微管是联结经穴与中枢的"纽带"。

14. 微管

考虑到微管的特殊性和重要性，在此有必要介绍一下微管的形态结构、分布与功能等。

微管是直径 25 nm 的中空管状纤维，其中央腔直径为 15 nm，管壁厚 5 nm。它由 13 根原纤维丝螺旋盘绕排列而成，每根原纤维丝是由球形的微管蛋白二聚体彼此连接组成。微管在神经细胞和神经胶质细胞都十分丰富，纵向地贯穿于神经索，可长达 1 m 以上。它的主要功能有：① 维持细胞结构的稳定性。② 为膜包细胞器提供运输通道。在轴突，所有微管均朝同一方向排列，即"头"或称正端朝向生长锥，"尾"或负端朝向神经元胞体的微管组织中心。它是微管开始聚合的地方。微管从该中心以正端离开胞体向树突和轴突伸展。微管的数量与轴突的直径成反比。例如，直径为 10 μm 的猫有髓神经纤维其微管数为 11 个/μm^2，而直径小于 0.1 μm 的无髓神经纤维微管数为 100 个/μm^2。[18]

由上可以看出，微管是无髓神经纤维的最核心成分，研究无髓神经纤维时要特别观察其微管的数目。

15. 其他

现在，对中枢神经系统中神经递质的通路已经比较明晰，而如何去探明外周神经系统中神经递质的通路，将是神经科学努力的方向，若然，相信从神经方面（尤其是微管数）来认识经络实质将会迎刃而解。

参 考 文 献

［1］上海中医学院.针灸学［M］.上海：上海科学技术出版社，1979.

[2] 谢浩然.经络结构探索[M].石家庄:河北省中医出版所,1984.

[3] 邱茂良.针灸学[M].上海:上海科学技术出版社,1985:317-318.

[4] 张香桐,季钟朴,黄家驷.针灸针麻研究[M].北京:科学出版社,1986:179-309.

[5] 唐竹吾.中枢神经系统解剖学[M].上海:上海科学技术出版社,1986:85.

[6] 朱长庚.神经解剖学[M].北京:人民卫生出版社,2002:181,182,186-187,264.

[7] 王立早.子午流注传真[M].江西:江西人民出版社,1984:47-48.

[8] 吴国冀,陈正秋,石宏,等.大鼠 SmI 施加密胆碱后电针与乙酰胆碱对束旁核伤害性反应的影响[J].针刺研究,1995,20(4):30-33.

[9] 冯起国,马铁明.电针足三里对 MG 大鼠神经—肌肉接头传递的影响[J].辽宁中医杂志,1998,25(2):92.

[10] 孙世晓,曹艳,李树学.艾灸足三里穴影响空腹猫胃运动的实验研究[J].针灸临床杂志,2000,16(12):32-33.

[11] 孙世晓,王新梅,张江红.艾灸猫"足三里"穴增强胃运动的中枢作用机制研究[J].针灸临床杂志,2001,17(4):53-54.

[12] 宋小鸽,唐照亮.针刺内关穴对失血性休克家兔血压和血浆 5-羟色胺的影响[J].云南中医学院学报,1990,13(1):30-32.

[13] 李雪苓.针刺对冠心病患者血浆单胺类物质调整作用的临床研究[J].中国针灸,1997,17(11):645-646.

[14] 陈巩荪,许瑞征,丁有德.耳针研究[M].南京:江苏科学技术出版社,1982.

[15] 王本显.国外对经络问题的研究[M].北京:人民卫生出版社,1984:191.

[16] 曹天钦.神经科学前沿[M].北京:知识出版社,1986:210.

[17] 白丽敏,李亚东.神经解剖学[M].北京:中国中医药出版社,2003:11.

[18] 蔡文琴,李海标.发育神经生物学[M].北京:科学出版社,1999:77-78.

三、从比较生理学来试析中医基础及经络实质

随着中医药对外交流与合作日益增多,国际影响也越来越大,中医药正在被更多的国家和地区所认识,面临着前所未有的机遇,同时也是对中医药基础理论的严峻挑战。如何对中医理论进行阐释,将直接影响中医现代化和走向世界的步伐。在此仅以比较生理学为例,对中医基础理论进行探析,抛砖引玉,希望能够引发同道更多的思考。

1. 肺主皮毛的生物学依据

中医学认为肺主气司呼吸,外合皮毛。肺作为呼吸器官,与外界环境之间的气体进行交换,摄取氧气并排出二氧化碳,为机体的活动提供能量。所以"肺主气司呼吸"并不难理解,而肺主皮毛理论的提出又有何依据呢?

许多小的动物,氧气可以通过体表直接扩散到体内,没有专门的呼吸和循环器官(如原生动物及扁形动物)。大多数水生无脊椎动物在身体表面或内部具有特殊的呼吸器官来进行气体交换,这些呼吸表面有丰富的血管,而且在血液内往往有呼吸色素,通过血液循环来运输 O_2。环节动物的循环系统已相当发达,而且血液中有运送 O_2 的色素,从皮肤、疣足、身体前端或表面的鳃状结构吸收 O_2,通过血液循环把 O_2 运送到身体各部。软体动物一般通过鳃完成呼吸过程。甲壳动物具有有效的鳃,其鳃血管丰富,膜薄,使 O_2 和 CO_2 容易扩散。呼吸空气的甲壳动物还有等足类中的潮虫、鼠妇,这些动物一般

生活在潮湿的环境中,肢节内有小窝或腔,称假气管,用来呼吸空气,此外,还可能通过体被呼吸。大多数鱼类是靠鳃呼吸的,但有些鱼可以利用肺或鳔作为辅助的呼吸器官来呼吸空气,此外,有部分鱼还可以利用皮肤呼吸。昆虫身体表面有硬的角质层,水和空气都不易通透,所以昆虫是通过一个特别的器官系统进行气体交换。两栖类所用的呼吸表面有皮肤及皮肤的衍生物,有口腔和肺,这些表面的重要性因动物的种类及其生活的环境而不同,但总的来说,两栖类的皮肤是 O_2 和 CO_2 交换的主要途径。爬行类动物大多数是陆生的,进行肺呼吸。鸟类呼吸器官的结构是在其胸腹腔背面有两叶小而致密的肺。

由此不难发现,对于低等的生物而言,细胞膜或体表的细胞可视为具有呼吸功能的肺脏;较高等动物虽有了呼吸器官,亦是由表皮的一部分转化而来的,如鳃、气管;而高等动物过渡至陆生后,主要靠肺完成呼吸功能,但皮肤尚有辅助呼吸的功能,如青蛙在冬眠时几乎完全依赖皮肤的呼吸,再如初生婴儿的皮肤有明显的呼吸功能。

此外,在人的胚胎期,原始组织包括外胚层、中胚层和内胚层,肺与皮肤均由外胚层发育而来。有学者观察发现,人体内含有极少的硅元素,大多数分布在皮肤和肺。这不能不说是肺合皮毛的体现。

从生物进化的角度可以认为,肺是进化过程中具有呼吸功能的特殊"皮毛"。《素问·痿论》提出"肺主身之皮毛",确实言之有据。

2. 从生物进化角度来认识经络实质

两千多年前，我们祖先发现了人体经络现象并逐渐应用于防病治病，经过不断发展与完善，建立了经络学说。而有关经络本质方面的研究，国内外都做了大量的工作，提出了各种的学说，但关于经络本质的探讨至今尚无定论，还在继续深入探索之中。在此，仅从生物物种间的比较，试探经络的实质。

张颖清认为经络是人体神经胚时期由生物学特性相似程度较大的细胞群组成的纵向器官或构造的痕迹图谱。或者说，经络是人体的过去器官图谱。就经络的现状来说，某一经络以该经线以外的部分为对照，是生物学特性相似程度较大的细胞群的连续。

以下从比较生物学的角度来认识经络实质。

头足类动物有一对鳃心，鳃心上有一个薄壁的突起（鳃心附器）与围心囊相连，围心囊有一长的肾围心管与肾囊相通。甲壳动物有两对排泄器官，一对触角腺和一对下颚腺。触角器官（触角腺）位于头部，每个腺体由一个囊（末囊）及与其相连的一条十分弯曲的颚管构成的迷路（或绿腺），再联一条排泄管（或称肾管）和一个膀胱，开口于大触角的基部，古称触角腺。而《灵枢·经脉》提出"足太阳之脉，起于目内眦，上额，交巅"，二者就膀胱经的起始部位有相似之处。

生物进化是由低级到高级、从简单到复杂的漫长过程。

单细胞生物的调节是通过纤毛摆动或伪足运动来移动位置，以便适应客观环境，躲避不利因素。当动物进化到腔肠动物时，细胞分化出神经组织细胞；扁形动物门出现了味觉、嗅觉及光觉专门细胞；进化到脊椎动物时，中枢神经发达，形成了神经—体液调节系统。在生物进化过程中，无用的组织或功能逐渐被淘汰，有用的组织或功能被保留下来，初级调节系统具有高级调节系统不可替代的优点而被保留下来，人体的初级调节系统也被保留下来，这便是经络。

由此推论，经络可能是生物进化的遗迹。

四、经络畅想

笔者从经络的由来、经络实质的现代探讨、经络的未来等方面，从不同角度对经络实质等问题进行畅想，汇集多家学说，求同存异，期望对经络实质的解析起到一定的作用，推动中医针灸乃至医学事业更好的发展。

1. 经络的由来

（1）帛书 汉墓出土的古帛书和竹简中都记载有"十一脉"，长沙马王堆汉墓出土的帛书就有几种文本：一种内容较简，按先"足三阳三阴脉"后"臂二阴三阳脉"排列，因称为"足臂本"（《足臂十一脉灸经》）；另一种内容较详，按先六阳脉后五阴脉次序排列，因称为"阴阳本"（《阴阳十一脉灸经》）。二书均只描述了十一条经脉，无臂厥阴脉。

（2）《内经》 《内经》已呈完备的十二经脉，并与经别、络脉等共同构成了联结人体内外表里的经络系统。《灵枢·经脉》论述了十二经脉的起止点、循行部位、发病证候即治疗原则，并分别说明十五络脉的循行和病候。

《难经》对经络学说有所阐发，特别是关于奇经八脉和元气的论述，可补充《内经》的不足。

《灵枢·经脉》："人始生，先成精，精成而脑髓生，骨为干，脉为营，筋为刚，肉为墙，皮肤坚而毛发长，谷入于胃，脉道以通，血气乃行。"说明经脉是根于先天，与生俱来，具有遗传性，其形成过程主要与脑髓关联。现有人从发生学来探讨，认为经络是由胚胎时期的网络结构发育而来的，这一观点是符合《内经》载述的。

《灵枢·脉度》："经脉为里，支而横者为络，络之别者为孙。"对经脉、络脉、孙脉进行了区分。

2. 现代观念的要求——经络实质

（1）外周说　经脉在体表有其特定的循行路线，从体表各种经络现象来看，毋庸置疑经络必具有特定的外周结构。目前，从外周来认识经络主要有以下几种见解。

1）气的通道说：此说认为经脉是有别于血管、淋巴等物质通道而言的能量通道，绝大多数学者均对其持肯定态度。这可从循经感传、隐性循经感传、良导络、电磁波导管说等方面进行佐证。

2）间隙结构说：谢浩然观察到，某些经络感传带状分布区与某些肌肉间隙中结缔组织的分布连接相一致，结缔组织发达处呈带状,不发达处呈线状。再根据结缔组织也参与内脏组成,具有填充、联结、缓冲、支持等功能外,还有营养运输、防御等功能,而且它们正处于"分肉间""两筋间",与"经脉伏行于分肉之间"的说法相吻合,而这些"分肉间""两筋间"正好又是穴位分布的部位,并且提示经穴病理反应的结节、条索或其他阳性反应物均在结缔组织中。

3）水的通道：张维波研究发现,经络是一种低流阻通道,它存在于组织间隙,以水为主体的组织液在其中缓慢地流动,为血管、淋巴和细胞之间的物质循环和营养代谢提供了保障。

4）原始组织丛说：Thomas(1977)提出,在针刺过程中起传入和传出反应媒介作用的是一种既非神经又非体液但又依赖于循环和神经系统的第三系统,即认为原始组织丛是一种特殊的结缔组织,那么它将是一种高度特殊的组织,并具有活跃的代谢与传递作用。

5）第三平衡论：孟昭威认为经络系统是调节体表、内脏之间的一个系统,这个系统在现代医学中是没有的。然而人体是一个完整的体系,现代生理学中已知的具有调节功能的结构是神经内分泌,经络活动必然和它们共同合作完成全身的平衡调节作用。如果把已知的神经和内分泌结构列为三种系统,再把经络系统排在植物神经和内分泌之间作为第三平衡系统,即可较好地解决这种相互配合的问题。

6）相似（同）的细胞群说：张颖清从全息胚的重演性认为，经络是人体神经胚时期由生物学特性相似程度较大的细胞群组成的纵向器官或构造的痕迹图谱。从经络的现状来说，某一经络以该经线以外的部分为对照，是生物学特性相似程度较大的细胞群的连续。郭义认为经络是由机体内代谢频率相同的细胞群组成。

7）染色体活性轨迹说：由于经络实质是一个古老之谜，而现代对染色体的分化认识不清，据此对染色体和经脉的相关性进行探讨，通过从理论、临床、病理、生理等多方面的探讨，说明经脉与染色体可能存在内在的一一对应性，即经脉是由染色体分化而来（见后表1）。

（2）中枢说 依据针刺作用原理研究的结果：经穴如果失去了神经的支配（且有特异的神经支配），其相应的功效几乎完全丧失，针感也是通过神经传入所形成，这表明经络功能必以神经为主导。

1）特定穴与神经递质能神经元的相关对应性：将中医理论与神经生物学、神经生理学、神经解剖学等相联系，运用阴阳五行学说的哲学思维方法，进行经穴—递质能神经元的相关性探讨，并发觉原、井、荥、输、经、合、络穴分别与多巴胺（DA）、谷氨酸（Glu）、肾上腺素（Adr）、去甲肾上腺素（NE）、组胺（H）、乙酰胆碱（ACh）、5-羟色胺（5-HT）等递质能神经元似具各自对应性。

2）非特异性投射系统：相关论述详见 74 页"非特异性投

射系统"。

3）自律神经系统（经络与时间节律）：相关论述详见 74 页"自律神经系统"。

4）无髓神经纤维系统：针刺通过神经传导发生效应，根据针感缺乏明确的定位等，笔者认为支配穴位的神经应属于无髓神经纤维，详见 75 页"无髓神经纤维"相关论述。

（3）基因说 经络基因的控制结构说：有人认为生物体的局部其所以能发展成为整体，是由于局部包含了整体的基因，经穴是这种基因差异的潜在表现，经络是全身经穴连接成网的、控制局部基因活动的高级讯息。它通过多级讯息控制，决定组织分化的时空秩序性，保障了分化完成后的机体器官与组织间的平衡协调性。

经络与"信号转导"及基因调控：有人认为经络如生命信息传导互联网，经好像是大的 ISP，络好像是 ICP，奇经八脉好像是各具特色的网络站点。生物是利用信息实现高度自组织化或最优化的系统，生物控制的本质是信息对对象的调控，因此我们认为经络本质的研究重点应当是针对调控人体经络网络的信息载体的研究。

（4）其他说

1）S. R. Hameroff（1974）认为："气是从太阳和星体发射出来的相干干涉光能，被皮肤的角质层折射后在微小管内发生共振和驻留。"经络就是这种能的最小阻抗的组织通路，关于微小管，他认为是存在于胞浆中的一种圆柱状结构，主要存在于无髓鞘纤维中,其直径为 200～270 埃,长度可达神经元的全长。

2) C. LoneScu-Tlrgoristo(1973)提出经穴可能是皮肤的"植物神经集中区"的论点,认为全身 700 多个穴位是按照已确定好的空间分布来投射的,这种分布代表了特定的皮肤的自主性神经集中区的表面映象,针刺这些穴位便产生特异反应。

3) X-信号系统:间中喜雄等用 X-信号系统的观点解释经络现象。他们列举大量事实,认为人体存在一种能够感知神经系统所不能感知的微小刺激的信号传递系统,此系统很可能是在人类进化过程中曾经存在过的原始信号系统,它被进化过程发展起来的高级信号系统(自动调控系统)所掩盖。该系统可以敏锐地感知极轻微的体内信号,加以辨别后向远隔部位传递,具有生态调节的作用,间中喜雄等将其暂称为 X-信号系统。

4) 王守义提出,人体(包括大脑)细胞内的 DNA 储存宇宙量子信息,而经络系统就是时间通道,与整个宇宙相通并交换信息,它们共同构成人体超级量子计算机,共同构成人体"遗传网络"或"生命"直至人的"意识"(不仅是线性逻辑思维的意识)。人体经络系统(包括神经系统)和人体(包括大脑)细胞内的 DNA(双螺旋结构)就是这种感知和交换量子信息的工具。在人体解剖时看不到人体经络系统,表明这个系统就是隐性的时间通道系统。由"宇宙统一场方程"揭示的"粒子结构""时间通道"和"宇宙基本形态"必将对人体经络系统和 DNA 的研究产生深远影响。

（5）微经络系统 十二经脉和奇经八脉是机体的整体机构,这是不可再分的,而对耳、鼻、眼、舌等微经络系统可认为是整体的全息缩影,这些递质能神经系统完全具备递层多分的可能,微刺系统的效应可能主要与无髓神经纤维（游离神经末梢）的全息分布有关。

3. 经络的比拟

（1）房屋 经脉是通道,穴位是房间,络脉为旁、侧门,无髓神经纤维犹如电灯。

（2）电脑 大脑是 CPU,穴位是键盘,显示器类似表情。

（3）乐器 穴位类似键盘,特定穴就是特定音符,针刺效应类似音乐。

（4）时钟 根据时间生物学的概念,子午流注（五输穴）应该是生命的"时钟"。

（5）汽车 命门（肾上腺）是"油箱",心脏是"发动机",手足是身体的"轮子"。

（6）供电 经络系统类似于供电系统。

4. 其他畅想

（1）比较生理学 通过比较生理学的研究发现,甲壳动物的一个排泄器官为触角腺,位于头部,每个腺体由一个囊（末囊）及与其相连的一条十分弯曲的管构成的迷路（或绿腺）,再联一个排泄管（或称肾管）和一个膀胱,开口于大触角的基部,这与"足太阳膀胱经起于目内眦,上额,交巅"有点类似。两栖类等皮肤具有呼吸功能,而中医认为肺司呼吸,外合皮毛。由此推论,经络可能是生物进化的遗迹。

(2)生物进化 在生物进化过程中,无用的组织或功能逐渐被淘汰,有用的组织或功能被保留下来。

人是从动物进化来的,但人的高级调节系统比动物发达,尤其中枢神经高度发达而产生了高度智慧,而人体的初级调节系统也被保留下来,这便是经络。

(3)植物的经络 侯天侦从植物的电、声、热、核等生物物理特征的测定与植物的光合、呼吸代谢、运动周期等方面的研究中,发现和实验证明了"植物具有类似于人体和动物的经络控制系统",发现了植物经络系统的穴位,提出了植物控制系统的理论,创立了植物经络学说。

钟氏提出:"香蕉有五条经络,哈密瓜有十二条。穴位是植物能量富集部位。"而我查阅资料,哈密瓜的染色体核型正是 12 对。

5. 经络的未来

(1)细胞骨架 细胞骨架包括微管、微丝和神经丝。细胞骨架几乎能维持神经元原来的形状,它以一种坚韧、高度交联的凝胶状的形式充满着整个细胞。在整个生命过程中,骨架对神经元的生存功能活动起重要的作用。细胞骨架为有关物质的直接运输至轴突和树突提供了结构基础,还可与膜蛋白相互作用,使其分布于适当的区域包括轴突膜、树突膜、轴突起始段、郎飞结、突触前和突触后特化区。这样,细胞骨架就对神经元内特化区域的形成和保持起主导作用。

以往认为,成熟的神经细胞内不存在中心体,故神经细胞不能分裂。现在发现中心体存在于各种类型的神经细胞中,它们或许与微管的产生和维持有关。

实际上我认为中心体是细胞骨架的总根源,而微管是连接经穴与中枢的"纽带"。

(2) 穴位与药物 穴位和药物均有特定的性能,通过临床比较,以下穴位可能与中药存在较大的相关性。

1) 解表穴位

合谷——升麻　　　　　　阳溪——浮萍

解溪——白芷　　　　　　昆仑——藁本

外关——柴胡　　　　　　支沟——紫苏

大椎——羌活　　　　　　复溜——细辛

经渠——荆芥　　　　　　阳辅——防风

商丘——葛根　　　　　　中封——薄荷

灵道——香薷　　　　　　阳谷——桂枝

间使——秦艽

2) 维生素

维生素 A——养老——明目——羊肝

维生素 B——中脘——土养万物——神曲

维生素 C——大敦——酸之酸——白芍

维生素 D——大杼——骨会(光照)——补骨脂

(3)染色体与经脉、氨基酸的对应关系　见表3。

表3　染色体、经脉与氨基酸的对应关系

染色体	经脉	氨基酸
1	手厥阴心包经	半胱氨酸
2	手阳明大肠经	精氨酸
3	足阳明胃经	脯氨酸
4	足厥阴肝经	甘氨酸
5	足少阴肾经	酪氨酸
6	足太阴脾经	谷氨酰胺
7	手太阴肺经	组氨酸
8	冲脉	缬氨酸
9	足少阳胆经	天冬氨酸
10	手少阳三焦经	天冬酰胺
11	足太阳膀胱经	丝氨酸
12	手太阳小肠经	丙氨酸
13	任脉	色氨酸
14	督脉	苯丙氨酸
15	带脉	甲硫氨酸
16	阴维脉	异亮氨酸
17	阳维脉	亮氨酸
18	手少阴心经	谷氨酸
19	阳跷脉	赖氨酸
20	阴跷脉	苏氨酸
21	胰腺	糖脂类
22	肾上腺	蛋白质类
23	性腺	焦谷氨酸

　　注：笔者认为练功通了奇经八脉，人体自身应可合成必需氨基酸，此观点有待进一步证实。

（4）**生命的追问**　中心粒组织者是神，着丝点是生命的系统组（挂）件。

儿茶酚胺类（CA、DA、NE）是否与北斗七星相通应呢？中心体是否由北极星所主导呢？

综上所述，宗旨无非是为了探明经络实质究竟是什么。在重视现代科技和西医的要求的同时，也要有传统文化比如气功、武术、周易等专家学者的参与，群策群力，在现代观念的要求下解析经络实质。

五、经络实质与神经解剖

1. 经络实质千古之谜
神经解剖微观困惑。

2. 穴位是神气游行出入之所
递质能神经系统外周应有调控点。

3. 经络是递质能神经系
递质能神经系统属无髓神经。

4. 有髓神经与无髓神经的比较
（1）**疼痛快慢**

有髓神经：快痛。

无髓神经：慢痛。

（2）**交通支**

有髓神经：白交通支。

无髓神经：灰交通支。

（3）营养供应方式

有髓神经：被营养。

无髓神经：自营养。

（4）投射性质

有髓神经：特异性投射。

无髓神经：非特异性投射。

（5）时间性与空间性

有髓神经：空间性。

无髓神经：时间性。

（6）白质与核团

有髓神经：白质。

无髓神经：核团。

（7）自动神经系统（指感觉—运动神经）与自律神经系统

有髓神经：自动神经系统。

无髓神经：自律神经系统。

（8）能量转运方式

有髓神经：电传导。

无髓神经：轴浆运输。

（9）科研现状

有髓神经：研究已明朗化。

无髓神经：科研潜力不可限量。

5. 穴位的类别总和与递质的种类应具有一致性

6. 穴位相对应的神经元应在脑干网状结构

某一特定穴的数目应与脑干网状结构相通应的递质能神经元核团区域数一致。

若可能的话,经络学说可指导神经学科微观研究,神经微观解剖能解经络实质之谜。

也许,我们的先人在几千年前已对各种递质能神经元的外周调控点全部定性定位。

六、特定穴与神经系统相关性研究

(一) 原穴

1. 关元

(1) 神经路径 周氏等[1]通过 HRP 神经束路追踪技术观察标记细胞在脊神经节内的节段分布。结果:关元和子宫的传入投射在腰 5 到骶 5 之间的脊神经节内有汇聚与重叠。

(2) 递质受体 宋氏等[2]观察艾灸关元穴对吗啡依赖小鼠脑组织单胺类递质含量及吞噬细胞活性等指标的影响。结果:艾灸组动物脾重增加,吞噬细胞活性提高,脑内单胺类递质含量呈降低趋势,其中 DA 低于对照($P<0.05$)。结论:艾灸可调节吗啡依赖小鼠的吞噬细胞活性,阻抑停用吗啡后脑内 DA、NE 和 5-HT 的骤然释放,从而起到改善戒断症状、促进康复的作用。

2. 合谷

(1) 神经路径 尤氏等[3]在大鼠用玻璃微电极细胞外记录的方法,观察了电针同侧前肢"合谷""内关"穴对皮下注射福尔马林诱发的脊髓背角广动力型(WDR)神经元晚时相放电反应的影响,结果表明:低频强电针(5 Hz,5～6 mA)和高频弱电针(50 Hz,1 mA)都可对背角 WDR 神经元的晚时相反应产生明显的抑制作用,且低频强电针的抑制作用大于高频弱电针的作用。用 4%MgSO₄抑制皮层体感Ⅰ区(SI 区)的活动后,低频强电针对 WDR 神经元晚时相反应的抑制作用明显减弱,提示 SI 区在电针对持续性痛的镇痛机制中具有重要作用。

(2)递质受体 陈氏等[4]探讨不同时辰针刺镇痛的规律及与血浆 5-羟色胺变化的关系。方法:实验将 112 只家兔随机分为对照组、正常针刺组、软组织损伤造模组、针灸治疗组4 组,每组再随机分为子、卯、午、酉 4 个时辰组,分别于 4 个时辰电针对应时辰组家兔双"合谷"穴,完成治疗后采用钾离子透入法测痛,荧光法测血浆 5-羟色胺。结果:对照组家兔痛阈有明显昼夜节律,午时高子时低;针刺治疗使痛阈升高,尤以子、卯时显著。对照组家兔血浆 5-羟色胺呈昼夜节律性变化,损伤使血浆 5-羟色胺升高,不同时辰针刺,以子、卯、酉时降低血浆 5-羟色胺更为显著。结论:取穴相同,根据时间节律可以明显提高针刺镇痛效应。

(3)形态结构 余氏等[5]以新鲜成人标本,观察合谷穴的层次断面结构、CT 断面结构。人体合谷穴与非穴位的结构大体观察未发现除神经、血管、淋巴、筋膜、肌腱、肌肉等组织外的特殊结构,合谷穴不是由一种组织结构组成,而是由多种组织共同构成的一个多层次的空间结构。

3. 太冲

实验研究　徐氏等[6]观察针刺治疗原发性帕金森病疗效及其与患者脑脊液中单胺类神经递质的关系。方法：用毫针针刺内关、太冲、百会、足三里、阳陵泉治疗原发性帕金森病。结论：针刺有一定的疗效，能引起中枢单胺类神经递质DA、NA的变化。

4. 神门

(1) 形态结构　严氏等[7]研究神门穴位显微结构，认为神门穴位周围的血管和神经分支及淋巴管祥同非穴位处无显著差异。

(2) 实验研究　张氏等[8]观察电针心经腧穴"神门""少海"对大鼠高脂血症心肌琥珀酸脱氢酶(SDH)、三磷酸腺苷酶(ATPase)活性及心肌组织结构的影响，结果表明：电针"神门""少海"可明显提高心肌 SDH、ATPase 活性，改善心肌组织结构，且"神门"穴较"少海"穴效应显著，提示针刺心经"神门""少海"可改善心肌细胞缺血、缺氧状态，促进能量的生成和利用。

5. 太白

(1) 实验研究　李氏等[9]通过对原穴之一的太白穴治疗脾虚证家兔的观察，发现该穴不仅可以提高血清淀粉酶的活性及小肠的吸收功能，而且还可以提高血清胃泌素含量，从而达到改善脾虚证的目的，从一个侧面证实了太白穴的特异性健脾作用，同时也说明了原穴与所属脏腑的特异性关系，为古人"五脏有疾，当取之十二原"的理论提供了一定的科学依据。

（二）合穴

1. 足三里

（1）形态结构　余氏等[10]用体视显微镜（5～25倍）观察足三里新鲜标本层次和断面结构及 ABS 铸型、淋巴灌注标本。结论：足三里穴与非穴位的巨微结构观察未发现除神经、血管、淋巴、筋膜、肌腱、肌肉等组织外的特殊结构，穴位不是由一种组织结构组成，而是由多种组织共同构成的一个多层次的空间结构。

（2）神经路径　李氏等[11]认为肌层的经穴神经分布可能与经脉脏腑相关的关系更为密切。吴氏等[12]认为电针"足三里"穴区引起的抑制效应是由于电针刺激引起穴位处的肌梭兴奋，后者的传入信息引起了 WDR 神经元伤害性反应的抑制效应，从而进一步证实了肌梭的传入具有镇痛作用。

雷氏等[13]研究结果提示：针刺足三里主要通过 A 类纤维发挥镇痛效应，C 类纤维不是针刺镇痛的主要传入纤维。刘氏等[14]研究结果表明传入 C 类纤维在穴位针刺引起镇痛效应中起重要作用，绝非可有可无。张氏等[15]研究表明 Sm 可能参与痛觉的调制过程，并在针刺镇痛，尤其是为细纤维传入产生的镇痛中具有重要作用。

赵氏等[16]证明穴位区的神经传导功能比非穴位区强，针刺时可能在脊髓的相应节段产生不同功能表现，在穴区与非穴区局部存在着不同的神经构筑。

杨氏等[17]研究结果为脊髓- Sm-VLO-PAG -脊髓痛调制负反馈环路参与针刺镇痛,尤其是为细纤维镇痛的设想提供了支持。

(3) 递质受体 孙氏等[18]研究提示艾灸足三里使胃运动增强的机制主要是在中枢胆碱能神经、M 受体的参与下完成的,而与中枢的肾上腺素能神经和脑啡肽能神经及其递质无明显关系。孙氏等[19]进一步认为此艾灸增强效应的传出途径是迷走神经,并且可能是迷走神经中的胆碱能兴奋性纤维。

莫氏等[20]以受体放射性配基结合分析法测定了针刺足三里穴对大鼠脑不同分区组织及脾脏中 5 - HT 和 M 受体 Rt 的影响,并以不针刺和针刺太冲穴做对照,结果表明:在一定范围内,脑内 5 - HT 含量的增高与针刺镇痛的效果提高相平行,针刺产生明显镇痛效果时,也可使脑和脾脏组织中 5 - HT 和 M 受体 Rt 值不同程度降低。

刘氏等[21]研究提示在电针对胃运动及胃电的抑制效应中,中枢 5 - HT 递质可能主要通过 5 - HT2 受体发挥作用,而与 5 - HT3 受体无明显关系。

冯氏等[22]研究提示针刺足三里穴可增强 MG 大鼠神经-肌肉接头传递的功能,作用机制可能是通过改变神经-肌肉接头突触后膜乙酰胆碱受体(ACh R)与乙酰胆碱(ACh)或 ACh RAb 的亲和力来实现的。

吴氏等[23]研究提示针刺足三里穴可通过激活大鼠皮层 Sm I 释放 ACh,抑制丘脑 Pf 神经元的伤害性反应。

(4) 实验研究 黄碧群[24]观察结果表明针刺后胃窦面积明显增大,胃运动增强。金氏等[25]观察结果表明针刺足三里可使胃肠蠕动缓慢者加强,紧张者缓解。

赵氏等[26]研究提示电针足三里穴明显抑制胃酸分泌并使胃液 pH 升高,与血浆、胃液胃泌素(GAS)下降有关;电针足三里穴诱导上消化道表皮生长因子(EGF)分泌增加,EGF 参与抑制胃酸分泌,具有重要意义。赵氏等[27]进一步研究得出如下结论:电针足三里穴抑制大鼠胃 G 细胞 GAS 释放,降低血浆 GAS,增加胃黏膜、胃液 EGF 含量;电针足三里可改变胃壁细胞超微结构,抑制胃壁细胞泌酸小管功能,降低胃酸分泌。

詹氏等[28]研究结论提示针刺三里穴对小鼠的红细胞免疫黏附功能有增强作用。赵氏等[29]研究结果显示,电针"足三里"穴可明显提高正常大鼠与免疫抑制大鼠的淋巴细胞亚群,而电针非经非穴点则无此作用。

张氏等[30]研究结果提示:经针刺后,血清 5-羟色胺、胃泌素显著下降($P<0.01$),胃窦组织中 5-羟色胺、胃泌素显著上升($P<0.001$),表明针刺调整胃节律紊乱的机制之一可能是通过增加 5-羟色胺、胃泌素在胃窦组织中的贮存和减少在血清中的释放来实现的。"足三里"的调整效应优于"条口"穴。朱氏等[31]研究提示电针对胃黏膜的保护作用是通过对

DA 和 NE 的双向调节,发挥了 DA 的调控作用,影响 NE 的水平,通过 NO 的舒血管作用,调节血流量,增强黏膜防御能力而实现的。

2. 曲池

递质受体 周氏等[32]选择自发性高血压大鼠 20 只,血压≥20 kPa,分针刺和对照两组,针刺双侧"曲池""足三里"穴,测量 3 个疗程前、后血压及血浆和中枢脑干、下丘脑、大脑皮质各部 NE 和 DA、5-HT 含量,另选择 7 周左右尚未形成高血压的 SHR 大鼠 46 只,血压介于 16~20kPa,分别观察静脉注射 10% HMWD 溶液和生理盐水后 1、2、3 小时的血压和全血黏度,结果如下:① 针刺治疗 3 个疗程后,可显著降低 SHR 血压,血压从 25.493 ± 0.733 降到 19.547 ± 0.555 ($P < 0.0001$)。② 针刺治疗后,针刺组 SHR 血浆 NE 含量较对照组显著下降($P < 0.05$),5-HT 含量显著降低($P < 0.01$),DA 含量显著升高($P < 0.05$)。③ 针刺治疗后,针刺组脑干、大脑皮质、下丘脑脑组织 NE 含量较对照组明显增加($P < 0.005, < 0.01, < 0.05$),脑干、大脑皮质的 DA 含量也较对照组明显增加($P < 0.01, < 0.05$),下丘脑的 DA 含量也增加,但差异不显著($P > 0.05$)。5-HT 含量均较对照组明显增加($P < 0.0005$)。④ 给尚未形成高血压的 SHR 注射 10% HMWD 溶液后,注射 1、2 小时后全血黏度均较注射生理盐水组显著增高($P < 0.001$),较注射前血压显著升高($P < 0.0005$)。上述结果提示:针刺对 SHR 的降压作用是针刺综

合调节中枢和外周 NE、DA 和 5 - HT 含量,调整脑内和外周交感神经系统的活动,降低血压,降低血液黏度,从血流动力学和血液流变学两方面使外周血管阻力下降,降低血压,是针刺降压的重要机理。

3. 阳陵泉

(1) 实验研究 张氏等[33]研究结果表明,电针"阳陵泉"穴或"脾俞"穴均能使重症肌无力(MG)大鼠的 ACh P 与 MEPP 振幅升高,但对 ACh P 时程、MEPP 的频率及血清 ACh RAb 滴度却没有明显影响;同时电针"阳陵泉""脾俞"二穴,则使 MG 大鼠的 ACh P、MEPP 振幅升高更加显著;电针穴位邻近的肌肉则没有如此效应。提示:电针"阳陵泉""脾俞"穴有提高 MG 大鼠神经肌肉接头传递的作用。

(2) 递质受体 刘氏等[34]研究示针刺阳陵泉能较好地缓解痉挛状态,同时能提高 CSF 中 GABA 的浓度。

4. 曲泉

(1) 实验研究 孙氏等[35]以兔肝胆汁流量为指标,观察针刺"曲泉"穴对胆汁分泌的影响,结果电针"曲泉"穴使空腹兔胆汁流量增加($P<0.05$),表现为利胆效应。静脉注射阿托品能阻断针刺的利胆效应。

(三)络穴

1. 内关

(1) 形态结构 熊氏等[36]研究结论提示"内关"穴区有 NOS 阳性感觉和运动神经纤维分布。余氏等[37]研究结果发现内关穴的三维形态是正常组织的不同配布,各穴的感受器及传导通路未发现特殊组织。

(2)神经路径 史氏等[38]研究提示躯体- DRG -内脏间存在神经短反射通路,可能是经穴与内脏特异联系的物质基础之一。闫氏等[39]研究结论:内关与心脏之间既存在通过中枢的长反射,也存在着不依赖中枢神经系统的短反射,两者的联系途径主要是正中神经。

张氏等[40]观察电针内关穴诱导大鼠延髓内的原癌基因c-fos表达及分布特点。方法:采用抗 FOS 蛋白的免疫组织化学方法。结果:电针内关穴可引起大鼠延髓内神经元的广泛c-fos表达,其 FOS 样免疫反应(FOS-like-immunoreactivity,FLI)阳性神经元广泛分布于延髓的孤束核、迷走神经背核、下橄榄核、楔束核、楔束外核、腹外侧网状核、疑核,网状结构中也散在分布着 FLI 神经元如网状巨细胞核等。结论:提示电针"内关"穴激活了上肢的本体觉传导路,并且激活了延髓内与内脏信息相关的中枢核团。

(3)递质受体 潘氏等[41]利用荧光组化方法,观察电针在抑制狗的实验性恶心呕吐过程中,对穴区局部肾上腺素能神经中去甲肾上腺素(NA)的影响,结果提示:电针对内关穴中去甲肾上腺素能神经确有调节作用,但在不同时相和条件下,肾上腺素能神经对电针既可呈兴奋反应也可呈抑制反应。刘氏等[42]在乌拉坦-氯醛糖麻醉的 40 只家兔上,观察了胸髓蛛网膜下腔微量注射 NA 对电针"内关"效应的影响,结果表明：NA 能明显加强电针"内关"促进 ST、T 恢复的作用,从而表明胸髓内 α 受体参与电针"内关"改善 AMI 的作用。丁氏[43]用 NA 注射于大鼠内关穴,在各种剂量下均可产生与静脉注射相似的升压效应,且呈剂量依赖关系。预先给予酚妥拉明后,可使内关注射 NA 的剂量反应曲线右移,说明内关注射 NA 的升压作用仍然有 α 受体的参与;捣毁大鼠脊髓后,内关注射 NA 仍可产生与静脉注射相当的效应,提示穴位注射产生的强大作用,与神经系统无关。刘氏等[44]结扎 20 只家兔冠状动脉左室支造成急性心肌缺血,20 分钟后,血中 NE 含量呈有意义的上升,而 5 - HT 和 NE 则未见明显变化,电针"内关"穴可有意义地降低血中 NE 的水平,对 NE 有一定的调整作用,从而改善了心肌的缺血缺氧状态。李氏等[45]的实验结果表明：去甲肾上腺素使心肌缺血恢复变慢,电针"内关"则可加快心肌缺血的恢复;酚妥拉明阻断电针"内关"的效应,而心得安不对抗电针的效应,提示中枢肾上腺素能系统参与电针"内关"的心脏效应,电针"内关"可能通过兴奋 α 受体、抑制 β 受体兴奋起作用。宋氏等[46]实验观察针刺内关穴对失血性休克家兔血压和血浆 5 - HT 的影响,针刺内关穴有较好的升压作用,针刺可使血浆 5 - HT 含量趋于正常。陈氏等[47]结扎冠状动脉左室支造成急性心肌缺血模型,随机分四组,结果发现,去水吗啡延缓急性心肌缺血 ST 段的恢复,电针"内关"能加快急性心肌缺血 ST 段的恢复,多巴胺受体阻滞剂氟哌啶醇有增强电针"内关"促进心肌缺血的恢复,提示中枢多巴胺受体参与电针"内关"减轻心肌缺血的损伤作用，是"内关"与心脏联系的重要因素之一。李氏等[48]的实验结果提示电针"内关"能增强中枢胆碱能系统的活动，而对缺血心肌产生保护作用。陈氏等[49]研究表明电针内关穴能加速急性心肌缺血 ST 段的恢复，但被微量注射阿片受体拮抗剂纳洛酮于侧脑室阻断，提示内阿片肽在电针内关穴减轻急性心肌缺血损伤过程中发挥重要作用，可能是内关穴与心脏相关联系中的一个重要介质。

李雪苓[50]观察 40 例冠心病患者针刺治疗前后血浆 5-HT、5-HIAA、NE 和 DA 的含量变化，结果表明：冠心病患者 5-HT、5-HIAA、NE 显著高于正常对照组（$P<$ 0.001～0.01），针刺组针刺治疗后 5-HT、5-HIAA、NE 显著降低（$P<0.01～0.05$），DA 针刺治疗前后无显著性差异。提示：针刺治疗具有对冠心病患者单胺类体液因素的调整作用，并能改善冠状动脉痉挛和闭塞。

（4）实验研究　吴氏等[51]研究结果表明，心肌急性缺血时细胞内 cAMP 含量、cAMP/cGMP 比值均明显增高，针刺"内关"可抑制这种过度增高，使心肌细胞内的 cAMP/cGMP 比值维持相对稳定。

参 考 文 献

[1] 周金山,晋志高,陶之理. 关元一级感觉神经元在脊神经节的节段分布[J]. 上海针灸杂志,2001,20(3)：40-41.

［2］宋小鸽,唐照亮,陈全珠,等.艾灸关元对吗啡依赖小鼠脑组织单胺类递质的影响[J].安徽中医学院学报,1999,18(5):50-52.

［3］尤浩军,袁斌,唐敬师.抑制大鼠大脑皮层 SI 区对电针抑制持续性痛反应的影响[J].中国神经科学杂志,1999,15(4):301-305.

［4］陈晓莉,宋开源.不同时辰电针软组织损伤家兔合谷穴的镇痛作用及对血浆 5-羟色胺的影响[J].成都中医药大学学报,2001,24(3):25-26.

［5］余安胜,赵英侠,严振国,等.合谷穴大体空间形态学观察[J].中医研究,1996,9(2):12-15.

［6］徐斌,马聘,陈国志.针刺调节原发性帕金森病脑脊液中单胺类递质临床观察[J].中国针灸,2002,22(3):183-185.

［7］严振国,余安胜,赵英侠.神门穴位显微结构的研究[J].针灸临床杂志,1997,13(1):29-30.

［8］张露芬,严洁,程金莲.电针心经腧穴对大鼠高血脂症心肌琥珀酸脱氢酶、三磷酸腺苷酶活性及心肌组织结构的影响[J].针刺研究,2000,25(3):203-206.

［9］李婷,陈小兵.电针太白穴对实验性脾虚家兔的影响[J].中国中医药信息杂志,1999,6(5):25-26.

［10］余安胜,赵英侠,严振国,等.足三里穴巨微结构形态观察[J].针刺研究,1998,23(1):76-79.

［11］李瑞午,李翠红,汪智民.足三里穴区不同层次感觉和运动神经元的节段性分布研究[J].中国针灸,2000,20(3):161-163.

［12］吴志新,宋新爱,张红梅,等.电针"足三里"引起的肌梭传入对大鼠脊髓背角广动力型神经元伤害性反应的影响[J].针刺研究,1999,24(4):278-281.

［13］雷留根,田中岭,孔天翰,等.针刺大鼠足三里镇痛效应与坐骨神经感觉纤维的关系[J].河南医科大学学报,1994,29(3):189-192.

［14］刘乡,黄平波,蒋旻春.辣椒素阻断腓总神经 C 纤维的效应及其对电针"足三里"镇痛作用的影响[J].针刺研究,1997,22(4):295-303.

［15］张玉秋,唐敬师,袁斌,等.电解损毁丘脑中央下核对电针抑制大鼠甩

尾反射的效应[J].西安医科大学学报,1996,17(3)：284-287.

[16] 赵敏生,余安胜,李西林.辣根过氧化物酶追踪"足三里"穴的脊髓投射研究[J].中国针灸,1999,19(9)：551-553.

[17] 杨杰,唐敬师,袁斌,等.大鼠丘脑中央下核神经元对电刺激腓神经和"足三里"穴的反应[J].针刺研究,1996,21(4)：28-33.

[18] 孙世晓,王新梅,张江红.艾灸猫"足三里"穴增强胃运动的中枢作用机理研究[J].针灸临床杂志,2001,17(4)：53-54.

[19] 孙世晓,曹艳,李树学.艾灸足三里穴影响空腹猫胃运动的实验研究[J].针灸临床杂志,2000,16(12)：32-33.

[20] 莫启忠,宫斌,方军,等.针刺足三里穴对大鼠脑及脾脏组织中5-HT和M受体功能的影响[J].上海针灸杂志,1995,14(6)：269-271.

[21] 刘志敏,陈宝忠,王东岩.中枢5-HT受体在电针对胃运动、胃电影响中的作用[J].上海针灸杂志,2000,19(4)：41-42.

[22] 冯起国,马铁明,张立德,等.电针足三里对MG大鼠神经-肌肉接头传递的影响[J].辽宁中医杂志,1998,25(2)：92.

[23] 吴国冀,陈正秋,石宏,等.大鼠SmⅠ施加密胆碱后电针与乙酰胆碱对束旁核伤害性反应的影响[J].针刺研究,1995,20(4)：30-33.

[24] 黄碧群.针刺足三里对胃窦面积的超声观察[J].上海针灸杂志,2001,19(1)：8-9.

[25] 金怀星,程天立.针刺足三里对改变胃肠功能的X线观察[J].陕西中医学院学报,2000,23(2)：33.

[26] 赵保民,黄裕新,王庆莉,等.电针足三里穴对胃酸分泌的影响及与促胃液素、表皮生长因子的关系[J].世界华人消化杂志,2000,8(3)：276-278.

[27] 赵保民,黄裕新,赵宁侠,等.电针调控大鼠胃酸分泌的机制[J].第四军医大学学报,2001,22(9)：786-789.

[28] 詹曦菁,华晓宁.针刺足三里穴对鼠红细胞免疫功能影响的实验研究[J].武警医学,2001,12(5)：267-268.

[29] 赵宁侠,高巍,黄裕新.电针"足三里"穴对大鼠T淋巴细胞亚群的影响[J].针刺研究,2001,26(1)：15-18.

[30] 张安莉,陈日新,康明非,等.针刺调整旋转法实验性家兔 5-羟色胺、胃泌素的研究[J].中国针灸,1997,17(5):299-302.

[31] 朱舜丽,许冠荪,陈全珠,等.电针足三里穴对应激性胃溃疡大鼠一氧化氮和儿茶酚胺的影响[J].中国中西医结合脾胃杂志,1996,4(1):39-41.

[32] 周逸平,王月兰,方志斌,等.针刺对 SHR 血压及 NE、DA、5-HT 含量的影响和血压与血黏度的关系[J].针刺研究,1995,20(3):55-61.

[33] 张立德,冯起国,王德山,等.电针阳陵泉、脾俞穴对重症肌无力模型大鼠神经肌肉接头传递的影响[J].中国针灸,1998,18(4):245-248.

[34] 刘伍立,赵艳玲,章威,等.针刺阳陵泉缓解痉挛状态及对脑脊液-氨基丁酸的影响[J].中国针灸,1998,18(9):517-518.

[35] 孙世晓,曹艳,张韵娴.针刺"曲泉"穴对兔肝胆汁分泌影响观察[J].针灸临床杂志,2001,17(1):49.

[36] 熊克仁,汪桐,陈贵兵.大鼠"内关"穴区一氧化氮合酶阳性神经的来源[J].中国针灸,1998,18(8):491-493.

[37] 余安胜,赵英侠,李西林.内关穴的三维图象重构形态学研究[J].上海针灸杂志,1996,15(1):30-31.

[38] 史明仪,夏叶玲,周丽华,等.大鼠心及内关神经传入在脊神经节的相互作用[J].辽宁中医杂志,2000,27(11):522-523.

[39] 闫丽萍,汪桐.内关-心脏短反射的双向效应及其联系途径的研究[J].上海针灸杂志,2000,19(3):32-35.

[40] 张进,陈东风,李伊为,等.电针内关穴诱导大鼠延髓原癌基因 c-fos 表达[J].广州中医药大学学报,2001,18(2):134-136.

[41] 潘朝宠,金文秀,罗庆道,等.电针对"内关"穴区去甲肾上腺素影响的荧光组化观察[J].安徽中医学院学报,1985,2:47-51.

[42] 刘俊岭,韩振京,曹庆淑,等.胸髓蛛网膜下腔微量注射去甲肾上腺素对电针治疗急性心肌缺血效应的影响[J].针刺研究,1995,20(2):28-32.

[43] 丁斐,刘祖舜. 大鼠内关注射去甲肾上腺素升压作用机理初探[J]. 南通医学院学报,1996,16(1):9-10.

[44] 刘金兰,张振莉,刘俊岭,等. 电针对急性心肌缺血家兔血浆单胺类神经递质的影响[J]. 中国针灸,1997,10:604-605.

[45] 李伊为,陈东风,张立群,等. 中枢肾上腺素能系统在"内关"与心脏相关联系中的作用[J]. 针刺研究,2000,25(4):263-266.

[46] 宋小鸽,唐照亮,朱舜丽. 针刺内关穴对失血性休克家兔血压和血浆5-羟色胺的影响[J]. 云南中医学院学报,1990,13(1):30-32.

[47] 陈东风,李伊为. 中枢多巴胺在电针"内关"对心肌缺血影响中的作用[J]. 针灸临床杂志,1998,14(1):43-45.

[48] 李伊为,陈东风,周健洪,等. 中枢胆碱能系统对电针促进缺血心肌恢复作用的影响[J]. 上海针灸杂志,1998,17(2):42-43.

[49] 陈东风,李伊为. 内阿片肽在内关穴与心脏相关联系中的作用[J]. 广州中医药大学学报,1997,14(4):239-241.

[50] 李雪苓. 针刺对冠心病患者血浆单胺类物质调整作用的临床研究[J]. 中国针灸,1997,17(11):645-646.

[51] 吴绪平,黄娥梅,王亚文,等. 针刺"内关"对家兔急性缺血心肌中cAMP和cGMP含量的影响[J]. 上海针灸杂志,1996,15(1):36-37.

七、特定穴与神经系统相关性研究(续)

(一)原穴

1. 合谷

(1)神经路径 陈氏[1]用形态学的方法探将神经束路示踪剂神经生物素分别注射于24只雌性 Wistar 大鼠的"合谷"穴区和口面部,观察标记纤维在颈段脊髓和低位脑干的分布。电针"合谷"穴和口面部,利用免疫组织化学的方法,观察其二者的传入信息在颈髓和低位脑干诱导的 Fos 样免疫反应的应阳性神经元的分布。结果："合谷"穴区的初级传入纤维主要止于同侧三叉神经脊束核、孤束核和网状结构，也可影响到颈髓背角等结构的神经初级传入纤维，尚有少量分支直接投射至同侧孤束核和网状结构。电针"合谷"穴的传入信息除主要到达颈部脊髓背角外，也可到达孤束核和网状结构；而电针口面部的传入信息主要抵达同侧三叉神经脊束核、孤束核和网状结构，也可影响到颈髓背角等结构的神经元。因此"合谷"穴和口面部均与孤束核有着直接或间接的纤维联系。

（2）**递质受体**　石丸圭状[2]以健康成人为研究对象，在合谷所属阳明大肠及其所对应手太阴肺经用热痛仪记录痛觉阈值的变化。合谷通以 3 Hz 电流、刺激 30 min，通电前后采肘静脉血 3 mL 以 ELISA、RIA 两种方法测定内源性镇通物质β-内啡肽和 ACTH 浓度。结果：针刺合谷并通电使该经络的痛阈值上升。用 ELISA 法测定 β-内啡肽浓度从（1.4±0.7）ng/mL 增至（2.1±0.5）ng/mL；RIA 法测定结果从（<5.6±2.1）pg/mL 增至（13.6±1.9）pg/mL，全部病例均增加。因此认为电针刺激合谷穴可激活血浆 β-内啡肽作用于全身而产生镇痛效果。

（3）**形态结构**　崔氏[3]在 100 只成人手标本上解剖观测合谷穴局部。结果：合谷穴直刺进针时，针尖穿经层次由浅至深依次为皮肤、皮下组织、第一骨间背侧肌、拇收肌横头。拇指呈伸位时，针体经手背合谷穴皮肤至第一骨间背侧肌掌

110 | 探索篇 |

面的组织厚度是(1.26±0.46)cm,至拇收肌掌面的组织厚度
是(2.38±0.34)cm,该厚度均超过合谷穴手背至手掌面皮肤
组织厚度的一半。桡动脉末端位于针体近侧端,皮肤进针点
与桡动脉末端穿第一骨间背侧肌入肌点的距离是(3.14±
0.22)cm。掌深弓亦位于针体的近侧端,伴尺神经深支走行,
穿拇收肌后与尺神经深支终末段逐渐分开,行向掌背近侧端
与桡动脉末端相接。针尖刺中掌深弓时,针体与掌背平面所
成的远侧角最大为(28.3±4.5)度。尺神经深支终末段穿拇
收肌横头与拇收肌斜头之间入拇收肌后间隙,并在此间隙内
发出各肌支。

2. 太冲

递质受体 孟氏[4]研究发现电针太冲、百会、足三里穴
可降低慢性应激致疲劳大鼠模型下丘脑中β-内啡肽,提示电
针可通过抑制大鼠脑内β-内啡肽的合成和释放,使脑内β-
内啡肽的含量降低,减轻β-内啡肽对应激所致疲劳后脑组织
的损伤,起到调节心理-神经-免疫学网络和对慢性疲劳综合
征治疗的作用。

3. 神门

神经路径 黄氏[5]以 VD(管性痴呆)患者为观察对象,
采用 PET 和 SPELT 技术,观察了针对偏瘫的常规计划和加
用神门穴后,局部脑片葡萄糖代谢和血流的变化幅度。初步
表明,针刺 VD 患者双侧神门穴,对皮层的影响大于对基底节
的影响。但就基底节区而言,神门穴相对特异地作用于尾核;

就皮层而言,神门穴特异地作用于顶叶。

(二) 合穴

1. 足三里

(1) 神经路径 李氏[6]运用细胞外记录神经电生理学方法,观察针刺足三里、内关穴组时 NTS 神经元放电频率的变化。结果:NTS 内神经元对针刺刺激主要以呈兴奋性反应为主;针刺足三里、内关穴组,NTS 内兴奋性神经元出现率与针刺偏历、合阳穴组比较有显著性差异($P<0.01$);针刺足三里、内关穴组兴奋性神经元频率变化率亦显著高于针刺偏历、合阳穴组($P<0.01$)。结论:NTS 是针刺足三里、内关穴组共同调节心胃功能的整合中枢之一;经穴具有相对特异性。

秦氏[7]利用免疫组织学方法,观察 Fos 和 GFAP 在雄性 SD 大鼠中枢延髓内脏带内孤束核(NTS)、迷走神经背运动核(DMV)中的表达,并计算各组的溃疡指数(UI)。Fos 阳性神经元和胶质原纤维酸性蛋白(GFAP)阳性星形胶质细胞表达主要位于延髓内脏带内 NTS、DMV 中。结果:应激组与空白对照组比较,UI 明显上升($P<0.01$),Fos 和 GFAP 在中枢延髓内脏带内大量表达;电针组与应激组比较,Fos 和 GFAP 在中枢延髓内脏带内的表达下调,UI 下降($P<0.01$)。结论:电针足三里穴对应激大鼠胃黏膜损伤具有保护作用,其机制可能与其调节延髓内脏带内免疫阳性神经元和星形胶质细胞的功能活动有关。

曾氏[8]通过对家兔分别进行腰骶髓破坏或胸髓横断后

针刺观察，发现胸髓横断后在大部分情况下针刺足三里仍能引起小肠运动增强，而在腰骶髓完全破坏以后，针刺足三里的作用消失。这初步揭示了足三里与中枢系统的关系。

（2）递质受体 诸氏[9]建立实验性胃痛大鼠模型，分别在"足三里"注射硫酸罗通定和注射用水，在后肢肌肉丰厚处肌注硫酸罗通定，观察镇痛效应并采用免疫荧光双标法检测中缝大核共存递质 5-HT 和 SP 的表达情况。结果：① 穴药组大鼠扭体反应潜伏期明显延长，在治疗后 15 min 内和 30～45 min 内，扭体次数明显减少（$P < 0.01$），镇痛率高于其他各组（$P < 0.05$）；②穴药组中缝大核共存递质5-HT和SP 的共存表达明显高于其他各组（$P < 0.01$）。结论：中缝大核内 5-HT 和 SP 共存表达与镇痛效应一致，提示药物穴位注射的镇痛效应可能与中缝大核内共存神经递质 5-HT 和 SP 的共存表达有关。

常氏[10]采用放免分析法测定健康成年大鼠血浆和胃窦内的 P 物质、胃动素（MLT）、胃泌素（GAS），观察电针对胃电的影响。结果：电针足三里后，大鼠胃电慢波高活动相平均振幅变化率和慢波高活动时程/周期比值，以及快波峰簇数差值比均明显高于对照组（$P < 0.05$，$P < 0.01$），胃窦内脑肠肽物质含量均不同程度高于对照组（$P < 0.05$，$P < 0.01$）。认为电针足三里可使胃电活动增强，同时胃活动的增强与相关脑肠肽含量增加有同步效应。

何氏[11]通过实验发现：电针足三里穴时对胃肠道平滑

肌电活动的慢波电位影响较小,对快波的影响则较大,主要表现为兴奋作用。电针穴位可促进胃动素、胆囊收缩素的释放。胃动素、胆囊收缩素可能参与了针刺穴位对消化道运动的调节。

(3) **实验研究** 邹氏[12]在 D-半乳糖致衰基础上,再用 β-淀粉样蛋白颅内注射制成 AD 大鼠模型,将健康 Wistar 雄性大鼠随机分为空白组、假损伤组、模型组、针刺组、脑复康组。通过电镜观察及比色法,观察针刺对 AD 大鼠海马区线粒体体密度及离子泵 ATP 酶的影响。结果:针刺组 AD 大鼠的线粒体体密度与模型组相比有显著差异,Ca - ATP 酶、Na、K - ATP 酶的活力水平有明显提高。结论:针刺能改善 AD 大鼠线粒体损伤程度,提高离子泵 ATP 酶的活力。

(4) **形态结构** 曾氏[9]将与"足三里"处有关的解剖结构——胫前肌、胫前动脉、腓深神经分离出来,分别进行实验观察。结果显示:"足三里"处各种解剖结构与足三里-肠运动效应都有一定的关系,但以胫前动脉最为明显,这可能与动脉管壁外存在的一种有髓鞘的传入纤维有关。

2. 阳陵泉

(1) **神经路径** 金氏[13]探讨电针阳陵泉对实验性脑梗死模型大鼠脊髓 α 运动神经元兴奋性变化的影响。方法:将健康大鼠随机分为正常组(空白对照组)、模型组、假手术组和电针治疗组,正常组不做任何处理,模型组依据 Nagasawa 氏改良方法造模,假手术组、模型组在造模成功 3 天后给予模拟针刺治疗,电针治疗组在造模成功 3 天后给予电针针刺治疗。治疗 6 天后检测大鼠 H 反射进行统计学分析。结果:模型组右侧(瘫痪侧)H 波潜伏期明显缩短,与假手术组、正常组、电针组比较,有统计学意义($P<0.05$);而电针组 H 波潜伏期接近正常组,与正常组比较无统计学意义($P>0.05$)。模型组 H 反射恢复曲线的 H/M 值随 S1 和 S2 刺激时间间隔的延长而逐渐升高,最高达到(2.3 ± 0.597),是正常组的 3 倍以上;电针组 H/M 值最高仅为(1.09 ± 0.307),略高于正常组和假手术组($P>0.05$),显著低于模型组($P<0.05$)。结论:降低脑梗死后脊髓 α 运动神经元兴奋性可能是电针治疗脑卒中后偏瘫肢体痉挛的内在机制之一。

(2) 递质受体 刘氏[14]研究发现电针阳陵泉和足三里穴对家兔 Oddi 括约肌肌电有兴奋作用,同时伴随着血液及胃窦平滑肌和 Oddi 括约肌中 MTL、CCK(脑肠肽物质的释放)。结论:电针阳陵泉穴、足三里穴可促进胃、Oddi 括约肌运动,其机制之一可能为针刺影响外周 MTL、CCK 的释放,进而调整消化道运动,而这种经穴对相应脏腑的调整作用具有相对特异性。

金氏[15]研究发现:针刺阳陵泉缓解脑卒中后肢体偏瘫痉挛状态,可能与针刺刺激提高了中枢神经系统中抑制性氨基酸递质受体(GABA 受体)的表达,使受体数量增加、敏感性提高,从而提高了抑制性神经递质的效率,使下位中枢运动神经元兴奋性受到抑制有关。

3. 委中

(1) 形态结构 崔氏[16]解剖观测进针层次及毗邻重要的神经血管。结果：伸膝，直刺进针，针体由皮肤到腘筋膜的深度为(0.81 ± 0.2)cm。腘筋膜深面，针体周围是大量的疏松结缔组织。针体穿腓肠肌内、外侧头之间入深面可触及粗大的胫神经和腘血管束，针体由皮肤到胫神经的深度为(1.55 ± 0.32)cm，到腘静脉的深度为(2.84 ± 0.38)cm。胫神经的体表投影相当于腘窝上、下角的连线。结论：委中穴针刺的适宜深度均值为1.55cm。委中穴与腘窝的筋膜组织关系密切。

(2) 实验研究 张氏[17]探讨经穴与脏腑相关性及其经脉物质基础，观察切断经脉线处筋膜组织前后电针家兔"委中"穴对膀胱排尿功能的影响。方法：分别记录针刺前、电针15 min后及切断筋膜后电针15 min膀胱排尿滴数，并分析经脉所附着的组织。结果：电针后于针刺前相比，膀胱排尿滴数明显增加$(P<0.01)$，而切断筋膜组织后膀胱排尿滴数与针刺前相比无明显差异$(P>0.05)$。结论：电针"委中"穴可以引起脏腑效应，切断筋膜组织后"委中"穴脏腑效应减弱提示经脉所附着组织与筋膜相关。

4. 曲池

递质受体 周氏[18]研究认为，针刺曲池穴的降压机制一方面除了使中枢 NE 增加，激活脑内控制外周交感神经系统活性的抑制神经元，从而抑制了外周交感神经的活动，也同时抑制了 NE 的释放，导致血浆 NE 量减少；另一方面还可使中枢脑组织 5 - HT 含量增加,兴奋脑干与脊髓的 5 - HT 下行通路,从而抑制交感神经活性,使外周血 5 - HT 含量减少。

陈氏[19]认为针刺曲池穴可能通过拮抗内皮素的升压反应和促进内皮细胞的增殖效应,减少内皮细胞分泌血浆内皮素,从而达到降压效应。

邹氏[20]研究显示:电针刺激曲池穴可引起较强的降压及降心率反应,中枢的阿片受体可能介导电针刺激曲池穴的降压反应。

(三)络穴(内关)

1. 神经路径

钟氏[21]运用 CB - HRP 神经示踪法从神经解剖学角度进行探讨内关、公孙配伍在脊髓层次的协同增效关系,结果显示:两穴配伍应用可使相应的感觉神经元和运动神经元阳性标记细胞,在数量上增多和节段性分布扩大;阳性运动神经元树突皆向第Ⅶ、Ⅵ、Ⅴ层特异性延伸;能使在孤束核、腹腔神经节和背根神经节的阳性标记细胞明显减少。提示:内关、公孙配伍应用,其针刺信息在脊髓内经中间内、外侧核的神经元纤维感传至相应脊髓节段,再分别通过与交感神经、副交感神经形成突触联系,形成两穴配伍在脊髓层次的协同增效关系。同时通过两穴在脊髓内相应神经元向束核的投射纤维产生突触联系,实现对胃等内脏传入信息在脊髓和孤束核水平的调节整合作用。

王氏[22]探讨电针“内关”穴抗心肌缺血损伤的作用机理。

结果：电针"内关"穴对缺血心肌有明显的保护作用，该作用可被 PVN（下丘脑室旁核）射纳洛酮所削弱（$P<0.05$），但不能完全阻断。结论：PVN 在电针"内关"穴抗心肌缺血效应过程中发挥了重要作用；PVN 内阿片肽参与介导了"内关"穴抗心肌缺血的针刺效应；除 PVN 及其内阿片肽外，PVN 内的其他递质和中枢其他核团也可能在电针"内关"穴抗心肌缺血效应中发挥作用。

郭氏[23]研究显示：电针内关穴能抑制大鼠心迷走神经放电频率、增强交感神经放电频率，从而实现抗 AMI 损伤效应；电针内关穴可能通过增加下丘脑室旁核（PNV）、脊髓外侧角等部位的 SP 起到抗 AMI 损伤效应。

2. 递质受体

涂氏[24]研究结果显示：实验性急性心肌缺血能导致下丘脑区 β-内啡肽的强分泌，而电针内关穴可以显著降低下丘脑室旁核区 β-内啡肽至一较高水平，提示电针内关穴抗急性心肌缺血损伤的中枢途径中可能有下丘脑室旁核区末梢释放 β-内啡肽参与，电针作用抑制急性心肌缺血引起的中枢 β-内啡肽过度增多。涂氏探讨免疫应答过程或免疫细胞产物与中枢特定部位神经元的活动的关系，结果：电针内关穴后下丘脑室旁核区白细胞介素 1 表达显著降低，提示电针内关穴能够降低急性缺血引起的下丘脑室旁核内白细胞介素高表达，这可能是电针内关穴抗急性心肌缺血损伤的途径之一。

李氏[25]采用放射免疫法测定实验组大鼠血浆中降钙素

基因相关肽（CGRP）的含量变化，研究电针内关对大鼠血浆中 CGRP 含量的影响及其作用机制。结果：电针内关能明显降低大鼠血中 CGRP 的含量。结论：皮下注射 GTN 能使大鼠血中 CGRP 含量升高，电针内关可使升高的 CGRP 含量降低，调节血管扩张状态，改善神经源性炎症，从而使偏头痛症状得以缓解。

3. 实验研究

李氏[25]探讨电针内关穴对急性心肌缺血（AMI）大鼠心自主神经调节的作用。结果：电针内关组大鼠通过电针内关穴治疗，心率增加，ST 段高度降低，心迷走神经放电频率降低，心交感神经放电频率增加。结论：电针内关穴能抑制 AMI 大鼠心迷走神经放电频率，增强交感神经放电频率，从而实现抗 AMI 损伤效应。

（四）交会穴（三阴交）

1. 递质受体

汪氏[27]实验表明，电针三阴交穴后能调整血清性激素及下丘脑 β-内啡肽含量，调节生殖内分泌，调整自主神经功能紊乱。

2. 临床研究

秦氏[28]采用化学发光测定法研究针刺三阴交对围绝经期妇女内分泌功能的影响，显示：电针治疗后，患者血清 FSH、LH 水平显著降低（$P < 0.001$）血清 E2 水平显著升高（$P < 0.001$）。这表明电针三阴交通过提高围绝经期患者 E2

水平,增强对 FSH、LH 的负反馈,从而调整下丘脑-垂体-卵巢轴的功能失调。这可能是电针三阴交治疗围绝经期综合征的机理之一。

谭氏[29]通过采用小白鼠游泳训练模型研究显示:针灸三阴交穴能延缓运动性疲劳的发生;提高小白鼠的运动耐力;使运动小白鼠 Hb 和 HCT 的含量增加;脾脏、胸腺系数及补体 C3、C4 含量升高;使运动小白鼠的血清 T、T/C 显著提高,血清 C 明显降低。表明针灸三阴交穴能纠正神经-内分泌-免疫系统失调,对预防运动性疲劳的发生有非常显著的疗效。

(五)募穴

1. 中脘

(1)递质受体 吴氏[30]研究证实,电针中脘、内关、三阴交穴后,胃酸分泌减少,血清胃泌素水平降低,红细胞乙酰胆碱酯酶活性增强,而血浆生长抑素及胃动素水平无变化。

(2)形态结构 郝氏[31]探讨芒针深刺中脘穴得气层解剖学情况。方法:对 25 例芒针深刺中脘穴病例在进针得气后行局部螺旋 CT 扫描,取得芒针行径及针尖部位的腹部横断面 CT 图像,用以解剖结构分析研究。结果:对 25 例芒针针尖位于腹腔内情况为胃体小弯侧 3 例,肠系膜上静脉右侧缘 5 例,肠系膜上静脉左侧缘 1 例,胰头 2 例,胰头胰体交界处 5 例,下腔静脉前缘 2 例,下腔静脉左侧缘 3 例,腹主动脉前缘 1 例,腹主动脉右侧缘 3 例。针尖与椎体前缘的距离为 10～60 mm,平均(33.10±17.29)mm。针尖端在椎体正中线左右 25 mm 以内。结论：芒针深刺中脘穴得气层与腹腔神经丛及腹腔神经节关系密切。

（3）临床研究 战氏[32]研究表明针刺中脘对胃肠功能有调整作用：如原来胃肠处于较弱或中等蠕动状态时，针刺中脘可使蠕动增强；如原来胃肠处于较强蠕动状态时，则这种作用不明显。当用弱刺激时，可促进胃蠕动；强刺激则产生抑制胃蠕动的作用。针刺中脘对胃酸分泌也有一定作用。该穴传入神经元在脊神经节的节段为胸 7 到腰 2，由于其神经传入节段与胃肠的传入神经节段在形态学上有所重叠交汇，因此针刺本穴能调整胃肠功能。

2. 关元

（1）神经路径 刘氏[33]用 CB‐HRP 示踪法对大鼠"关元"穴传入的神经节段分布进行研究。方法：SD 大鼠随机分成对照组和电针组，分别在"关元"穴注入 0.03％CB‐HRP 20 μL。注射后，电针组动物每天给予"关元"穴电针 30 min，共 3 d。84 h 后，观察两组动物的双侧相应节段的背根神经节（DRG）中阳性标记细胞的形态学变化和数量的变化。结果：在两组动物的 T11—L3 双侧 DRG 中，都存在有与"关元"穴相关的 CB‐HRP 标记细胞；电针组的标记细胞总数显著高于对照组；标记细胞总数分布最多的节段，对照组在 L3，电针组比对照组高一节段，在 L2；两组标记细胞的形态学观察，均可分为大、中、小三型细胞，其中以小型细胞占多数。结论：针刺大鼠"关元"穴，可使穴位区局部感觉神经初级传入功能活动加强,L2 可能是针刺"关元"穴信号传入脊髓的主要途径。

(2)递质受体 朱氏[34]研究显示:针刺和艾灸关元穴可以升高下丘脑、垂体、淋巴结 β-内啡肽含量,说明针灸可以刺激并加速 β-内啡肽含量合成、储存加工和转移利用,增强机体的免疫调节功能。

参 考 文 献

[1] 陈淑莉,晋志高,景向红,等."合谷"穴和口面部联系的解剖学基础[J].针刺研究,2004,29.(3):217-221.

[2] 石丸圭状.51 届全日本针灸学会学术大会论文摘要[J].国外医学中医中药分册,2003,25(1):56.

[3] 崔怀瑞,杨新东,徐象党,等.合谷穴的局部解剖学研究[J].针灸临床杂志,2006,22(4):35-37.

[4] 孟宏,王京京,姜亨圭,等.电针对慢性应激致疲劳模型大鼠下丘脑 β-内啡肽的影响[J].针灸临床杂志,2003,19(7):59-60.

[5] 黄泳,赖新生,唐安戊,等.针刺神门穴的相对特异性作用的脑功能成像研究[J].成都中医药大学学报,2007,30(3):6-9.

[6] 李江山,严洁,何军锋.针刺内关、足三里等穴对大鼠孤束核神经元放电的影响[J].湖南中医药大学学报,2007,27(3):55-58.

[7] 秦明,黄裕新,王景杰,等.电针"足三里穴"对内脏痛大鼠延髓内脏带内 c-fos 和 GFAP 表达的影响[J].针刺研究,2006,31(3):136-139.

[8] 曾兆麟,李仪奎,忻洁夫.针刺家兔足三里对小肠功能的影响及其传导途径的研究[J].上海中医药杂志,2004,11:1-5.

[9] 诸毅晖,成词松,陈玉华,等."足三里"穴位注射镇痛效应与中缝大核共存神经递质 5-HT SP 表达的关系[J].辽宁中医杂志,2007,34(12):1816-1817.

[10] 常小荣,严洁,易受乡,等.电针"足三里"对大鼠胃电及脑肠肽的影响

[J]. 中国针灸,2004,24(2):124 - 126.

[11] 何国栋,牛伟新,刘寒,等. 电针足三里穴对兔胃肠道平滑肌电活动的影响及与胃动素胆囊收缩素关系的研究[J]中国临床医学,2007,14(4):504 - 506.

[12] 邹存珍,郭迎喜,韩玉生. 针刺足三里、关元穴对 AD 大鼠海马区离子泵 ATP 醚及线粒体体密度的影响[J]. 针灸临床杂志,2007,23(11):46 - 47.

[13] 金荣班,朱天民,罗荣,等. 电针阳陵泉对脑梗死大鼠脊髓 α 运动神经元兴奋性的影响[J]. 辽宁中医杂志,2007,34(11):1637 - 1638.

[14] 刘玉群,常小熔,严洁,等. 电针足三里、阳陵泉对家兔胃、胆运动及其相关脑肠肤影响的研究[J]. 湖南中医学院硕士学位论文,2003,5.

[15] 金荣疆. 电针阳陵泉抗脑卒中偏瘫肢体痉挛 GABA 受体机制研究[D]. 成都:成都中医药大学,学位论文,2005.

[16] 崔怀瑞,楼新法,戴开宇,等. 委中穴的局部解剖学研究及临床意义[J]. 温州医学院学报,2007,37(3):224 - 226.

[17] 张小卿,郑利岩,刘艳彬,等. 切断筋膜前后针刺"委中"穴对家兔膀胱排尿功能的影响[J]中医药学刊,2005,23(4):630 - 632.

[18] 周逸平,王月兰,方志斌,等. 针刺对 SHR 血压及 NE、DA、5 - HT 含量的影响和血压与黏度的关系[J]. 针刺研究,1995,20(3):55.

[19] 陈越峰. 针刺对高血压病患者血浆内皮素、血管紧张素Ⅱ影响的研究[J]. 中国针灸,2000,20(11):691 - 693.

[20] 邹长江,王慧,邱学才. 中枢 β 受体介导电针"曲池"、"听宫"穴的降压效应[J]. 中国针灸,2000,20(5):301.

[21] 钟鸿,武哲丽. 内关公孙穴应用及其机理研究探析[J]. 中医药学刊,2005,23(2):346 - 347.

[22] 王华,涂乾,王亚文,等. 电针"内关"穴抗心肌缺血损伤中下丘脑室旁核内阿片肽的作用[J]. 中国针灸,2005,25(10):720 - 724.

[23] 郭冠华,冀来喜. P 物质在"内关"与心脏相关自主神经路径中作用的研究[D]. 武汉:湖北中医药大学,2007.

[24] 涂乾,王华,王亚文,等. 电针内关穴后下丘脑室旁核、β-内啡肽及白

细胞介素 1 的变化[J].中国临床康复,2006,10(11):126-128.

[25] 李桂敏,叶德宝.电针内关对偏头痛大鼠血浆中 CGRP 含量影响的研究[J].浙江中医药大学学报,2007,31(1):46-47.

[26] 李明磊,王华,陈泽斌.电针内关穴对 AMI 大鼠的保护作用及其与心自主神经调节的相关性研究[J].山西中医医院学报,2007,8(3):17-19.

[27] 汪惠丽,胡玲,高忻洙.电针关元三阴交对围绝经期模型大鼠神经内分泌的调整作用[J].针刺研究,2003,28(2):124-127.

[28] 秦正玉,胡玲,夏晓红,等.电针三阴交对围绝经期综合征患者生殖内分泌影响的随机对照研究[J].针刺研究,2007,32(4):255-259.

[29] 谭月华,余涛.针灸三阴交穴对小白鼠运动能力与某些免疫指标的影响[J].四川体育科学 2005,(2):38-40.

[30] 吴亚丽,陈少夫,潘莉莉,等.电针刺对胃炎患者胃酸分泌及胃肠激素的影响[J].中国中西医结合杂志,1994,14(12):709.

[31] 郝治中,吸振华,高彤.芒针深刺中脘穴得气层解剖学观察[J].上海针灸杂志,2004,23(11):35-37.

[32] 战文翔,浏春波,李红.中脘穴的古今应用与研究[J].针刺研究,2006,31(5):311-313.

[33] 刘巧玲,安晓飞,吴根诚,等.电针对"关元"穴区初级感觉传入神经元节段分布的影响[J].针刺研究,2006,31(1):50,53.

[34] 朱文莲.针灸命门与关元穴对免疫介导物质 β-内啡肽影响的实验研究[D].北京:北京中医药大学,2004.

第八题　精气神虚的内涵与外延

　　"精气神虚"是中医及气功学里的概念,笔者通过用现代观念对其进行诠释,发觉它不仅属于哲学范畴,并对古代及如今的科技发展也有一定的指导意义。

1. 精气神虚的内涵

　　中医学认为,精、气、神是生命的物质基础,是一切生命活动的渊源和动力,是生命现象及其变化的根本,因此把它们称为人身三宝。

　　"精"是指人体一切精微有用的物质,是构成人体的物质基础,它分为先天之精和后天之精。先天之精禀受于父母,是生命的根本;后天之精是指水谷所化生的各种营养物质,由脾胃运化水谷而成。

　　"气"是指充养人体的能源物质,或是维持生命活动的动力。

　　"神"是指人的思想意识活动和内在脏腑精气的外在表现。

　　精、气、神三者相互依存、互相转化、互相联系,组成一个不可分割的整体。精是根本,气是动力,神是主导,而神又是由精、气产生的,且赖气的存在并体现其作用。

综合上述,精是构成人体的精微物质,是生命的物质基础,似可将其偏向于"质"来认识;而气是动力,是能量,就可将其理解为"能";神是反映人的精神思维活动,是精气的外在表现,指的是信息活动,将其当作"信"来看待甚觉妥当;至于"虚",古来叙述较恍惚,真有虚无之感,看不见,摸不着,当然可被感觉到,这与当今的人体场观念是具有一致性的,这样就可把虚当作"场"。由此,从物理自然角度似可将"精、气、神、虚"理解为"质、能、信、场。"

2. 精气神虚的外延

(1)从哲学角度来认识可认为

精——物质——基本点

气——运动——线状

神——空间——构象

虚——时间——宇宙

(2)以中国古代四大发明看

质——造纸

能——火药

信——活字印刷

场——指南针

(3)从现代科技发展看

质的转换——核武器

能的转换——发电机

信的转换——电视机

场的转换——人造卫星

由上可以说明,中国传统文化对世界文明产生了重大影响。

第九题 六气与六淫

一、六淫

1. 一般的六种气候,体弱者不适应而致病。

2. 六气太过,致使常人发病。

3. 六气中夹带着与之相顺应的病原体。

4. 六淫兼有强烈致病作用的病原体,即时气、疫疠。

二、六气

六气主要是指温度、气压、湿度的变化差异。

寒←温度→热＋湿→暑

燥←湿度→湿

风←气压＋热→火

第十题 证的微观学探讨

一、生物化学和亚细胞水平的表现

阴虚：血浆中的 cAMP 占优势，cGMP 相对下降，红细胞糖酵解、氧利用率、ATP 含量、T3、T4 等增高。

阳虚：血浆中的 cGMP 占优势，cAMP 相对下降。

寒证：肾上腺系统功能下降，CA 下降。

热证：CA 升高。

二、病理组织学表现

表证：多为上呼吸道炎症。

里证：多为内脏器官的实质性损伤。

寒证：多为内脏器官呈慢性炎症过程，并有全身及局部瘀血、缺血及水肿。

热证：多为急性炎症、充血与出血。

虚证：多为组织器官与内分泌腺的变性或萎缩。

实证：多为急性炎症、瘀血、便秘。

八纲辨证：是机体对致病因素的典型反应状态的概况病理学。

阴阳是机体的功能或热量不足或过剩的表现。

寒热是以热量不足或过剩为其共同发病学原因反应的状态。

虚实是以功能不足或亢进为其共同发病学原因反应的状态。

表里是不伴有功能或能量代谢障碍的反应状态。

三、血瘀证

浓：红细胞压积、球蛋白、β脂蛋白、胆固醇、甘油三酯升高。

黏：全血比黏度、血浆黏度升高。

凝：血液凝固性与纤维蛋白升高，纤溶活性下降，血浆复活时间缩短。

聚：红细胞及血小板在血浆中电泳速度减慢，血小板聚集性增加。

第十一题　认识的层次

在实践中，随着认识的层次不断提高，疗效也随着提高。"认识"实际上是对事理的见解，也可以说是一种学以致用的过程。有贤能者将认识的层次归纳为四种，即：知识、能力、水平、境界。

1. 知识：存储、记忆

知识就是直接从别人那里或从书本得来的对事物的初步印象，在学校大致就是这样一个学习过程。

2. 能力：思维、模仿

能力就是从书本等获得知识后，逐步通过自己的思维、模仿（当然，人就有这种认识世界改造自然的天赋）等，逐渐去印证自己的世界观，属局限的认识能力。

3. 水平：实践、运用

通过局限能力的累积和反复实践，达到运用自如的程度。

4. 境界：通达、全面

通过不断的运用自如，实现对事理的全面了解和全盘认知,有豁然开朗的感觉。

笔者认为在前面层次的基础上,通过融会贯通、触类旁通、悟性重塑,还可出现第五种境界——创造力。

对此,张仲景有"生而知之者上,学则亚之;多闻博识,知之次矣"的感慨。而《内经》则难遏对境界的追求:"视深渊,犹可测;迎浮云,莫知其极。""至道在微,变化无穷,孰知其原。"

第二章　临床篇

第一题　中医四诊的内涵与外延

诊法,是中医诊察收集病情资料的基本方法。

中医诊法的内容主要包括望、闻、问、切四诊。通过"四诊"所收集到的临床资料,尤其是各种症状,是判断病种、辨别证候的主要依据。《难经·六十一难》说:"望而知之谓之神,闻而知之谓之圣,问而知之谓之工,切脉而知之谓之巧。"《医宗金鉴·四诊心法要诀》亦说:"望以目察,闻以耳占,问以言审,切以指参,明斯诊道,识病根源。"因此,临床医生首先要熟练掌握诊察病情的神、圣、工、巧的方法,以发现和认识各种症状、体征的特点,准确、全面地收集病情,同时还要了解各种症状、体征出现的原理,熟悉其在辨证、辨病中的意义。

一、问诊

问诊是医生通过对患者或陪诊者进行有目的的询问,以了解病情的方法。

问诊是中医诊察疾病的基本方法之一。在《内经》中早已记载许多问诊的具体内容,如《素问·三部九候论》说:"必审问其所始病,与今之所方病,而后各切循其脉。"《素问·疏五过论》又说:"凡欲诊病者,必问饮食居处",为中医问诊奠定了基础。而后,问诊倍受历代医家的重视,在长期的医疗实践中不断得到补充,使之逐渐完善。明代张介宾在《景岳全书·十问篇》中将问诊归纳为十问,便于临床应用。清代喻嘉言也在《寓意草》中拟定病案的书写格式,对于问诊的一般项目、现病史、既往病史等内容都做了详细的规定,与现在中医病案的书写内容颇为相近。

问诊是了解病情、诊察疾病的重要方法,在四诊中占有重要的地位。因为疾病的很多情况,如疾病发生、发展、变化的过程及治疗经过,患者的自觉症状、既往病史、生活史和家族史等,只有通过问诊才能获得。上述与疾病有关的资料是医生分析病情、进行辨证的可靠依据。尤其是某些疾病早期,患者尚未出现客观体征,仅有自觉症状时,只有通过问诊,医生才能抓住疾病的线索做出诊断。此外,问诊还可以为其他诊法提供一个大体查病的范围,并通过问诊了解患者的思想状况,以便及时进行开导,也有助于疾病的诊断和治疗。所以,问诊是医生诊察疾病的重要方法之一。诚如《素问·征四失论》所说:"诊病不问其始,忧患饮食之失节,起居之过度,或伤于毒,不先言此,卒持寸口,何病能中。"这就是说,在诊察疾病时,应首先询问疾病的开始情况、致病原因等,若不询问明白,仓促诊脉,是难以做出正确诊断的。明代张景岳以问诊为"诊病之要领,临证之首务"。清代医家赵晴初在《存存斋医话稿续集》中也曾说:"脉居四诊之末,望、闻、问贵焉。其中一问字,尤为辨证之要。"充分说明问诊在诊察疾病中的重要作用。

二、望诊

望诊,是医生运用视觉对人体外部情况进行有目的的观察,以了解健康状况、测知病情的方法。中医理论认为,人是一个有机的整体,人体的外部,特别是面部、舌体等与脏腑的关系最密切,局部的病变可以影响到全身,而体内的气血、脏腑、经络等的病理变化,必然会在其体表相应的部位反映出来。因此,观察神、色、形、态的变化,不仅可以了解人体的整体情况,而且可作为分析气血、脏腑等生理病理状况的依据之一。即如《灵枢·本脏》所说:"视其外应,以知其内脏,则知所病矣。"

望诊在中医诊断学中被列为四诊之首,并有"望而知之谓之神"之说,这是因为人的视觉在认识客观事物中占有重要的地位。《医门法律·明望色之法》说:"凡诊病不知察色之要,如舟子不识风汛,动催复溺,鲁莽粗疏,医之过也。"所以医生在诊病时要充分利用视觉观察,并在临床实践和日常生活中注意培养和训练敏捷、准确的观察能力。通过诊断知识的学习和临床经验的积累,使望诊技巧日臻熟练。但望诊也有其一定的局限性,故不应以望诊代替其他诊法,诊病时还须四诊合参,才能全面地了解病情。

三、闻诊

闻诊是通过听声音和嗅气味来诊察疾病的方一法。听声音包括诊察患者的声音、呼吸、语言、咳嗽、心音、呕吐、呃逆、吸气、太息、喷嚏、呵欠、肠鸣等各种响声。嗅气味包括嗅病体发出的异常气味、排出物的气味及病室的气味。

人体的各种声音和气味，都是在脏腑生理活动和病理变化过程中产生的，所以鉴别声音和气味的变化可以判断出脏腑的生理和病理变化，为诊病、辨证提供依据。

闻诊是诊察疾病的重要方法之一，颇受历代医家重视。早在《内经》中就有根据患者发出的声音来测知内在病变的记载，如《素问·阴阳应象大论》提出以五音、五声应五脏的理论，《素问·脉要精微论》以声音、语言、呼吸等来判断疾病过程中正邪盛衰状态。东汉张仲景在《伤寒论》和《金匮要略》中也以患者的语言、咳嗽、喘息、呕吐、呃逆、肠鸣、呻吟等作为闻诊的主要内容。后世医家又将病体气味及病室气味等列入闻诊范围，从而使闻诊从耳听扩展到鼻嗅。正如清代王秉衡所说："闻字虽从耳，但四诊之闻，不专主于听声也。"现代还可借助听诊器等，帮助提高对内脏声音的听诊水平。

四、切诊

脉诊又称切脉，是医生用手指对患者身体某些特定部位的动脉进行切按，体验脉动应指的形象，以了解健康或病情，辨别病证的一种诊察方法。

　　脉诊有着悠久的历史，公元前五世纪，著名医家扁鹊擅长候脉诊病。《史记·扁鹊仓公列传》曰："今天下之言脉者，由扁鹊也。"《内经》记载了"三部九候"等脉法；《难经》弘扬"独取寸口"候脉言病。东汉张仲景确立了"平脉辨证"的原则。西晋王叔和著《脉经》，分述三部九候、寸口脉法等，确定了二十四种脉象，是我国现存最早的脉学专著。明代张景岳《景岳全书·脉神章》对脉神、正脉十六部、脉之常变、脉之顺逆与从舍等论述甚详。李时珍《濒湖脉学》撷取明代以前脉学精华，载二十七脉，编成"七言诀"，附有《四言举要》，易于诵习。李士材《诊家正眼》增定脉象为二十八种。此外，李延昰《脉诀汇辨》、张澄《诊宗三昧》、黄宫绣《脉理求真》、周学霆《三指禅》等脉学专著，对于脉理辨析、临证经验互相印证，颇为实用。

五、四诊的外延

1. 现代医学的常用检查方法

　　现代医学的常用辅助检查方法有实验诊断、影像诊断和器械诊断。

　　实验诊断是指运用物理学、化学和生物学等实验技术，对患者的血液、体液、分泌物、排泄物及组织细胞等进行检验，以获得病原体、病理变化及脏器功能状态等资料，从而协助临床进行诊断、观察病情、制定防治措施和判断预后的方法。随着科学技术的迅速发展，各种现代化仪器设备的更新，不但使检验结果日益准确，而且检验范围也不断扩大。目前实现了检测的自动化、微量化、电脑化，而且还在不断地持续向前发展。

器械诊断是临床常用的辅助检查方法，主要有心电图检查、肺功能检查、超声检查和内镜检查。心电图主要用于诊断各种心律失常、心脏病变及危重患者的监护。肺功能检查可对受检者呼吸功能的基本状况做出评价，明确肺功能障碍的类型和程度，对明确诊断、指导治疗、判断疗效、评估胸腹大手术的耐受性等。超声检查是将超声检测技术应用于人体，通过测量了解生理或组织结构的数据和形态，发现疾病，做出提示的一种诊断方法。超声诊断是一种无创、无痛、方便、直观的有效检查手段，被广泛应用于头颈部、胸部、腹部、血管、关节及软组织等部分。内镜检查采用光学纤维传像，可曲性能好，视野大，图像清晰，操作方便，患者痛苦小，不仅能观察内部情况，还能取活检或摄像，必要时进行治疗。

影像诊断自伦琴发现 X 线以后不久，在医学上就形成了放射诊断学并奠定了医学影像学的基础。20 世纪 50～60 年代开始应用超声与核素扫描进行人体检查，出现了超声显像和 γ 闪烁成像。20 世纪 70 年代和 80 年代相继出现了 X 线计算机体层成像（CT）、磁共振成像（MRI）和发射体层成像（ECT）。ECT 包括单光子发射体层成像（SPECT）和正电子发射体层成像（PET）。PET 显像既可获得高对比度、高清晰度的图像，还可同时提供脏器和病变的血流、功能和代谢等方面的信息。虽然各种成像技术的成像原理与方法不同，诊断价值与限度各异,但都是使人体内部结构和器官形成影像,从而达到诊断的目的,因而它们同属于影像诊断的范畴。

2. 诊断微观化研究

诊断微观化研究是指采用现代科技,尤其是现代医学的先进技术,在较深的层次上,对病情进行较为微细的检测,以求更准确地认识和辨识病证,更为本质地阐明证的物质基础。

从事微观化研究,主要从两个方面着手。一是针对八纲辨证、气血辨证之"证"进行,以阐明阴阳学说、寒热本质、气血理论,如对气虚证的研究、血瘀证的研究、阴虚阳虚证的研究等;二是针对脏腑辨证之"证"进行,以解释脏腑病证的本质,如对肾实质、脾实质、肝实质的探讨等。这些研究主要采用了生化免疫指标、电生理、微循环、阻抗血流图、血液流变、细胞分化、微量元素、病理形态等手段,从而大大扩展了中医诊断的思路和视野,获得了许多有益的资料。

3. 四诊的延伸

根据中医望闻问切四诊的概念和现代医学检查方法的主要目的,可将二者进行相应的整合。实验诊断中的血液检查、骨髓细胞检查、肝肾功能检查、生化检查、免疫学检查、排泄物检查、分泌物检查、体液检查、病原学检查以及放射检查、内镜检查均可归纳为**望诊**的范畴;心电图检查、超声检查和核素检查等与电生理相关的检查可划分在**切诊**的范围内;肺功能检查可作为**闻诊**的延伸。

随着科学技术日新月异的发展,现代医学的检查手段不断更新,从**视触叩听**出发,诊断依赖现代科技迅速向微观领域发展。

只要我们打破"中西医"界限,将现代化的检查方法视为中医四诊的延伸,使之为我所用,非但不会妨碍中医的发展,反而会逐步揭开中医诊断的"神秘面纱",使得**望闻问切**不再是玄而又玄的东西,也可以得到现代科学技术的支持,这将对中医的发展与推广起到推动作用。

第二题　血常规之我见

血常规检查(blood routine examination)指对外周血中红细胞和白细胞数量和质量的化验检查,包括 RBC、Hb、WBC 及白细胞分类计数(DC),同时注意观察血涂片中红细胞及白细胞的形态有无异常,某些情况下应注意观察有无异常细胞或寄生虫等。

通过多年的临床实践发现,血常规看似是普通的常规检查,但其内涵颇丰。结合个人对中医的理解,谈谈笔者对血常规的一些认识,也期望在中医微观领域做些尝试,欢迎指正!

一、红细胞和血红蛋白

[参考值]

1. 红细胞

成年男性:$(4\sim5.5)\times10^{12}/L$。

成年女性:$(3.5\sim5.0)\times10^{12}/L$。

儿童:$(3.5\sim4.7)\times10^{12}/L$。

新生儿：$(6.0 \sim 7.0) \times 10^{12}/L$。

2. 血红蛋白

成年男性：$120 \sim 160 \ g/L$。

成年女性：$110 \sim 150 \ g/L$。

儿童：$110 \sim 140 \ g/L$。

新生儿：$170 \sim 200 \ g/L$。

[临床意义]

通常情况下，单位容积的血液中红细胞数与血红蛋白量的数值大致呈平等的相对关系，两者测定的意义大致相同。但在某些具有红细胞内血红蛋白浓度改变的贫血，如低色素性贫血时，红细胞与血红蛋白降低的程度常不平行，血红蛋白的降低较红细胞为明显，这一比值就明显升高。另外，红细胞与血红蛋白测定只是反映单位容积血液中的数值，在判断检验结果时必须注意一些可能影响检验结果的因素。

（1）**患者全身血液总容量有无改变** 如大量失血早期，主要的变化是全身血容量缩小，而此时血液浓度改变很少，以致从测定红细胞和血红蛋白的数值来看，很难反映贫血的存在。

（2）**全身血浆容量有无改变** 如各种原因引起的失水或水滞留，使血浆容量减少或增加，造成血液浓缩或稀释，均可使红细胞和血红蛋白的数值随之增大或减少。

（3）**生理性变化** 年龄和性别、精神因素（肾上腺素增多可刺激 Hb 暂时增多）、多次献血、妊娠、气压。

1. 红细胞及血红蛋白增多

红细胞及血红蛋白增多是指单位容积血液中红细胞数及血红白量高于参考值高限。一般经多次检查,成年男性红细胞$>6.0\times10^{12}$/L,血红蛋白>170 g/L,成年女性红细胞$>5.5\times10^{12}$/L,血红蛋白>160 g/L 时即认为增多。可分为相对性增多和绝对性增多两类。

(1) 相对性增多　因血浆容量减少,使红细胞容量相对增加。见于严重呕吐、腹泻、大量出汗、大面积烧伤、慢性肾上腺皮质功能减退、尿崩症、甲状腺功能亢进症危象、糖尿病酮症酸中毒等。由于血浆中水分丢失,血液浓缩所致。

(2) 绝对性增多　临床上称为红细胞增多症(polycythemia, drythrocytosis),是一组由多种原因引起的红细胞增多的症候群。按发病原因可分为继发性和原发性两类,后者即真性红细胞增多症。

1) 继发性红细胞增多症:是非造血系统疾病,发病的主要环节是血中促红细胞生成素增多(EPO)。① 促红细胞生成素代偿性增加:因血氧饱和度减低,组织缺氧所引起。红细胞增多的程度与缺氧程度成正比。见于胎儿及新生儿,高原地区居民,严重的慢性心、肺疾患如阻塞性肺气肿、肺源性心脏病、发绀型先天性心脏病,以及携氧能力低的异常血红蛋白病等。② 促红细胞生成素非代偿性增加:这类疾病的患者血氧饱和度减低,组织无缺氧,促红细胞生成素增加是与某些肿瘤或肾脏疾患有关,如肾癌、肝细胞癌、子宫肌瘤、卵巢癌、肾胚胎瘤等,以及肾盂积水、多囊肾等。

2) 真性红细胞增多症(polycythemia)

2. 红细胞及血红蛋白减少

单位容积循环血液中红细胞数、血红蛋白量及红细胞比积低于参考值低限,通常称为贫血。以血红蛋白为标准,则成年男性血红蛋白<120 g/L,成年女性<110 g/L,即可认为有贫血。

按贫血的程度将贫血分为轻度[Hb 为(90~120)g/L]、中度[Hb 为(60~90)g/L]、重度[Hb 为(30~60)g/L],和极度(Hb<30 g/L)。

(1) 生理性减少 生理性贫血:从出生 3 个月的婴儿至 15 岁以前的儿童,因身体生长发育迅速而红细胞生成相对不足,红细胞及血红蛋白可较正常成人低约 10%~20%。妊娠中、后期可导致红细胞及血红蛋白减少,以及老年人造血功能减退可导致 Hb、RBC 减少。

(2) 病理性减少 见于各种贫血。按照病理因和发病机制进行分类,可将贫血分为:

1) 红细胞生成减少:① 骨髓造血功能障碍:如再生障碍性贫血、骨髓瘤、骨髓纤维化等伴发的贫血,慢性、系统性疾病(慢性感染、炎症、恶性肿瘤、尿毒症、肝病、风湿性疾病、内分泌病等)伴发的贫血。② 造血物质缺乏或利用:如铁缺乏、DNA 合成障碍缺铁性贫血,铁粒幼细胞性贫血,叶酸及(或)维生素 B_{12} 缺乏所致的各种巨幼细胞性贫血。

2）红细胞破坏过多：① 红细胞内在缺陷（遗传性缺陷）：如遗传性球形细胞增多症、红细胞酶缺乏所致的溶血性贫血、地中海贫血、异常血红蛋白病、阵发性睡眠性血红蛋白尿等。② 红细胞外来因素（获得性因素）：如免疫性溶血性贫血，机械性溶血性贫血，物理、化学、生物因素引起的溶血性贫血等。

3）失血：各种急性失血性贫血和慢性失血性贫血。

[提示]红细胞和血红蛋白检查临床意义虽然复杂，但归结起来红细胞及血红蛋白增多常见于缺氧的情况，如长期吸烟、生活环境中氧气不充足（高原地区）、营养素服用过量、药物影响。而红细胞及血红蛋白减少即提示贫血，其中血红蛋白减少常与服用西药过敏有关。

二、白细胞计数及白细胞分类计数

循环中的白细胞包括中性粒细胞、嗜酸性粒细胞、嗜碱性粒细胞、淋巴细胞和单核细胞五种。

[参考值]

1. 白细胞（WBC）计数

WBC 计数是求得单位体积血液中内各种 WBC 的总数。

成人：$(4.0\sim10.0)\times10^9$/L。新生儿：$(15.0\sim20.0)\times10^9$/L。6 个月～2 岁：$(11\sim12)\times10^9$/L（11 000～12 000/mm³）

[提示]笔者认为，白细胞的参考值要结合中国人的体质而定，如果 WBC$>6\times10^9$/L 即考虑 WBC 增多，若 WBC$>7\times10^9$/L，应考虑为异常状态，常为炎症所致。若 WBC$<4\times$

10^9/L 应考虑与药物损害有关。

2. 白细胞分类(DC)

中性杆状核粒细胞：0.01～0.05。中性分叶核粒细胞：0.5～0.7。嗜酸性粒细胞：0.005～0.05。嗜碱粒性细胞：0～0.01。淋巴细胞：0.2～0.4。单核细胞：0.03～0.08。

WBC 高于 10×10^9/L 称 WBC 增多,低于 4×10^9/L 称 WBC 减少。中性粒细胞占白细胞总数的 0.5～0.7,临床上大多数白细胞的总数变化实际可反映中性粒细胞的增多或减少。白细胞数在生理或病理情况下均可有变异。由于外周血中白细胞的组成主要是中性粒细胞和淋巴细胞,尤其以中性粒细胞为主,故在大多情况下,白细胞的增多或减少主要受中性粒细胞的影响。因此,白细胞增多或减少通常与中性粒细胞的增多或减少有着密切关系和相同意义。

[临床意义]

1. 中性粒细胞

(1)中性粒细胞增多

1) 生理性粒细胞增多：在生理情况下,外周血中白细胞数可有个体的差异。

一日之间白细胞的数量也可有波动,下午较早晨为高。饱餐、情绪激动、剧烈运动、高温或严寒等均能使白细胞(主要是中性粒细胞)暂时升高。新生儿、月经期、妊娠 5 个月以上以及分娩时也均可增高。生理性增多都是一过性的,通常不伴有白细胞质量的变化。

2）病理性中性粒细胞增多：原因很多，大致归为反应性增多和异常增生性增多两大类。反应性增多是机体对各种病因刺激的应激反应，动员骨髓贮存池中的粒细胞释放或边缘池粒细胞进入血循环。因此，增多的粒细胞大多为成熟的分叶核粒细胞或较成熟的杆状核粒细胞，而异常增生性增多为造血组织中原始或幼稚粒细胞大量增生，释放至外周血中的主要是病理性粒细胞。① 急性感染或炎症：为引起中性粒细胞增多最常见的原因，尤其是化脓性球菌引起的局部炎症或全身性感染最为明显。此外，某些杆菌如大肠杆菌、绿脓杆菌，病毒如流行性出血热病毒、流行性乙型脑炎病毒、狂犬病病毒等，立克次体、螺旋体如钩端螺旋体、梅毒、寄生虫等感染都可以使白细胞总数增高和中性粒细胞增多。增高程度与病原体种类、感染部位和程度、机体的反应性等有关。如局限性的轻度感染，白细胞总数可在正常范围，仅可见中性粒细胞百分数有所增高；中等程度感染时，白细胞总数可增高至$(10\sim20)\times10^9/L$，中性粒细胞百分数增高，并伴有核左移；严重的全身性感染如发生菌血症、败血症或脓毒血症时，则白细胞可明显增高，达$(20\sim30)\times10^9/L$，中性粒细胞百分数也明显增高，并伴明显核左移和中毒性改变。② 广泛的组织损伤或坏死：严重外伤、手术创伤、大面积烧伤以及血管栓塞（如心肌梗死、肺梗死）所致局部缺血性坏死等使组织严重损伤者，在$12\sim36\ h$内常见白细胞增高，以中性分叶粒细胞增多为主。③ 急性溶血：红细胞大量破坏导致相对缺氧，以及红细胞破坏后的分解产物,刺激骨髓贮存池中的粒细胞释放也可使白细胞增高,以中性分叶核粒细胞为主。④ 急性失血:急性大出血时,白细胞总数常在 $1\sim 2$ h 内迅速增高,可达($10\sim20$)$\times 10^9$/L,其增多的细胞也主要是中性分叶核粒细胞。⑤ 急性中毒:可由于外源性的化学物质、化学药物中毒或生物毒素中毒所致。生物毒素有动物性的如昆虫毒、蛇毒等,也可有植物性的如毒蕈中毒。内源性因素如尿毒症、糖尿病酸中毒、子痫、内分泌疾病危象等也常见白细胞增高,均以中性分叶核粒细胞为主。⑥ 恶性肿瘤:非造血系统恶性肿瘤有时可出现持续性白细胞增高。

(2) 中性粒细胞减少

1)感染性疾病:病毒感染是感染引起粒细胞减少的常见原因,如流感、麻疹、病毒性肝炎、水痘、风疹、巨细胞病毒等。细菌性感染如伤寒杆菌感染也是引起粒细胞减少的常见原因,少数甚至可以发生粒细胞缺乏症。在某些严重细菌性感染如粟粒性结核、脓毒血症等,以及年老体弱、慢性消耗性疾病或晚期恶性肿瘤患者严重感染时,白细胞非但不增高反而减少,但中性粒细胞百分数增高,核左移明显,并有明显的中毒性改变,常提示预后较差。

2)血液系统疾病:有粒细胞减少者常见于再生障碍性贫血、粒细胞减少症、粒细胞缺乏症、部分急性白血病(非白血性白血病)、恶性组织细胞病等疾病,有时也可见于部分恶性贫血、严重缺铁性贫血、阵发性睡眠性血蛋白尿、骨髓转移癌等。

3）物理、化学因素：放射线、放射性核素、化学物品及化学药物均可引起粒细胞减少。化学药物如解热镇痛药、抗生素（如氯霉素）、磺胺类药、抗肿瘤药、抗甲状腺药、抗糖尿病药等均可引起中性粒细胞减少，必须慎用。

4）其他：系统性红斑狼疮、某些自身免疫性疾病、过敏性休克等也可有粒细胞减少。

（3）中性粒细胞的核象变化　核象是指粒细胞分叶状况，它反映粒细胞的成熟程度，正常时，N 分叶以 3 叶居多，可见少量杆状核（1%～5%）、杆/分为 1/13，比值增加，即杆状粒细胞增加，称核左移，如分叶核增加，分叶在 5 叶以上，>0.03称核右移。

1）核左移：常见于感染，尤其化脓性感染，也可见于急性中毒、急性溶血、急性失血等。>0.06，仅有杆状核增加，称轻度左移；>0.10，伴少数晚幼粒，称中度核右移；>0.25，并出现更幼稚粒细胞，称重度核左移。后者常见于粒细胞白血病或中性粒细胞型类白血病反应。

退行性左移：核左移而 WBC 不增高甚至减少者，如 AA、粒细胞减少、严重感染、败血症，表示机体反应低下。

2）核右移：主要见于巨幼细胞性贫血和应用抗代谢药物治疗的，在感染的恢复期也可出现一过性右移现象。核右移是缺乏造血物质，使 DNA 合成障碍或造血功能减退所致。

[提示] 临床上中性粒细胞的增多以外感及化脓性炎症

最为多见。白细胞总数＞$8×10^9$/L,考虑存在炎症感染;＜$4×10^9$/L,考虑肺脾气虚,卫外不固。

2. 嗜酸性粒细胞

(1) 嗜酸性粒细胞增多

1)变态反应性疾病:支气管哮喘、药物过敏反应、荨麻疹、血管神经性水肿、血清病、异体蛋白过敏、枯草热等,嗜酸性粒细胞轻度或中等度增高。

2)寄生虫病:寄生虫感染时,常见血中嗜酸性粒细胞增多,可达0.10或更多。尤其是寄生在肠道外组织的寄生虫,如血吸虫、中华分支睾吸虫、肺吸虫、丝虫、包囊虫等感染,以及寄生在肠道的钩虫感染时,嗜酸性粒细胞增高更为显著。有时可呈现嗜酸性粒细胞型类白血病病反应。

3)皮肤病:如湿疹、剥脱性皮炎、天疱疮、银屑病等可有嗜酸性粒细胞呈轻度或中度增高。

4)血液病:如慢性粒细胞白血病、恶性淋巴瘤可有嗜酸性粒细胞增多。真性红细胞增多症、多发性骨髓瘤、脾切除术后等也可增多。嗜酸性粒细胞白血病时,嗜酸性粒细胞极度增多,但此病在临床上少见。

5)某些恶性肿瘤:尤其是肿瘤转移或有坏死灶的恶性肿瘤,嗜酸性粒细胞可有中度增高。

6)某些传染病:传染病感染期时,嗜酸性粒细胞常减少,在恢复期时则可见暂时性增高,唯有猩红热的急性期时可见增高。

7）高嗜酸性粒细胞综合征：是一组嗜酸性粒细胞增多的较少见类型。这组疾病包括伴有肺浸润的嗜酸性粒细胞增多症、过敏性肉芽肿、嗜酸性粒细胞心内膜炎等。

8）其他：风湿性疾病、脑垂体前叶功能减退症、肾上腺皮质功能减退症时，常伴有嗜酸性粒细胞增多。

（2）嗜酸性粒细胞减少 临床意义较小，见于长期应用皮质激素后。

[提示]结合中医临床发现，嗜酸性粒细胞增多的患者通常见到肾阳虚证，平素体质偏凉；而嗜酸性粒细胞减少的患者常表现为内热较甚。嗜酸性粒细胞百分比，以 0.01 作为中间值，＞0.015 考虑体质偏凉，＜0.005 考虑体质偏热。

3. 嗜碱性粒细胞

（1）嗜碱性粒细胞增多 较少见，可见慢性粒细胞性白血病、真性红细胞增多症、变态反应、甲减等。

（2）嗜碱性粒细胞减少 一般无临床意义。可见于甲亢、应激反应。

4. 淋巴细胞

（1）淋巴细胞增多 儿童期淋巴细胞较高，婴儿出生时淋巴细胞约占 0.35，粒细胞占 0.60。4～6 天后淋巴细胞可达 0.50，两种细胞比例大致相等。至 4～6 岁时，淋巴细胞比逐渐减低，粒细胞比例增加，逐渐达正常成人水平。此为儿童期的淋巴细胞生理性增多。病理性淋巴细胞增多见于以下四种情况。

1）感染性疾病：主要为病毒性感染，如麻疹、风疹、水痘、流行性腮腺炎、传染性单核细胞增多症、传染性淋巴细胞增多症、病毒性肝炎、流行性出血热等，也可见于百日咳杆菌、结核杆菌、布氏杆菌、梅毒螺旋体等的感染。

2）淋巴细胞血病、淋巴瘤。

3）急性传病的恢复期。

4）组织移植后的排斥反应：移植物抗宿主反应（GVHR）或移植物抗宿主病（GVHD）。

在再生障碍性贫血、粒细胞减少症和粒细胞缺乏症时中性粒细胞减少，故淋巴细胞比例相对增高，但淋巴细胞的绝对值并不增高。

（2）淋巴细胞减少　主要见于应用肾上腺皮质激素、烷化剂、抗淋巴细胞球蛋白等的治疗，接触放射线，免疫缺陷性疾病（如艾滋病），全身性疾病（如系统性红斑狼疮、结节病、肾衰竭等），丙种球蛋白缺乏症等。

［提示］临床上，淋巴细胞增多的患者常见到各种原因导致胃的受损，用药时需慎用对胃肠功能刺激较大的药物。

5. 单核细胞

（1）单核细胞增多　正常儿童单核细胞可较成人稍高，平均为 0.09，2 周内婴儿可达 0.15 或更多，均为生理性增多。

病理性增多见于以下三种情况。

1）某些感染：如疟疾、黑热病、结核病、亚急性感染性心内膜炎等。

2) 血液病：如单核细胞白血病、粒细胞缺乏症恢复期、恶性组织细胞病、淋巴瘤、骨髓增生异常综合征等也可见单核细胞增多。

3) 急性传染病或急性感染的恢复期。

（2）单核细胞减少 一般无临床意义。

[提示] 血常规的检查对应中医的辨证论治，若单核细胞>0.08，提示患者痰浊内阻；若单核细胞绝对值<0.3×10^9/L，反映患者脾虚。

三、血小板总数（PLT）

[参考值]

（100~300）×10^9/L。

[临床意义]

1. 血小板总数增多

骨髓增生性疾病、原发性血小板增多症、大出血和术后、脾切除术后（一时性）。

2. 血小板总数减少

血小板生成障碍（如白血病和再障）、血小板破坏过度（如ITP、脾功能亢进、系统性红斑狼疮）、血小板消耗过多（如弥散性血管内凝血）。

3. 血小板平均体积（MPV）

参考值：7.8~11.0 fL。

4. 血小板体积分布宽度(PDW)

参考值: 15.5~18.1 fL。

[提示] 通过临床观察,血小板总数减少的患者多表现为脾不统血,常与遗传和药物损害有关;血小板平均体积<8.5 fL,考虑肝郁脾虚;血小板体积分布宽度>20 fL,考虑受过惊吓。

第三题　我看尿常规

一、一般性状检查

1. 尿量

（1）**多尿**　尿量超过 2 500 mL/24 h 者称为多尿。

（2）**少尿或无尿**　尿量少于 400 mL/24 h（或 17 mL/h）者称为少尿；尿量少于 100 mL/24 h 者，称为无尿或尿闭。

［提示］中医认为尿量减少多为肾气亏虚，气化不利所致。

2. 颜色和透明度

正常新鲜尿为黄色或淡黄色，透明，可受食物、药物和尿量的影响。病理性尿色改变如下。

（1）**血尿**　呈淡红色、洗肉水样或混有血凝块。

（2）**血红蛋白尿**　当血管内大量红细胞破坏时，出现血红蛋白尿，其颜色呈浓茶色或酱油色，镜检无红细胞，但隐血试验可呈强阳性。可见于蚕豆病、阵发性睡眠性血红蛋白尿、血型不合的输血反应及恶性疟疾等。

（3）**胆红素尿**　为尿内含有大量结合胆红素所致，呈深黄色，振荡后泡沫亦呈黄色。见于肝细胞性黄疸及阻塞性黄疸。

（4）**乳糜尿**　呈乳白色，如含有较多的血液，则称为乳糜血尿。乃因淋巴通道阻塞所致，常见于丝虫病，少数因结核、肿瘤引起。

（5）**脓尿和菌尿**　尿内含有大量白细胞或细菌等炎性渗出物时，排出的新鲜尿即可混浊。脓尿和菌尿见于泌尿系统感染，如肾盂肾炎、膀胱炎。

（6）**盐类结晶尿**　尿液排出即呈淡白色或粉红色颗粒状混浊，多因尿内含大量盐类结晶所致。

3. 气味

正常尿液的气味来自尿内的挥发性酸。尿液新鲜排出时即有氨味，提示膀胱炎及慢性尿潴留。尿中出现烂苹果样气味，多为糖尿病酮症酸中毒。此外，有些药物和食物（葱、蒜）也可使尿液散发特殊气味。

4. 酸碱反应

正常新鲜尿多呈弱酸性至中性反应，pH $5.0 \sim 7.0$（平均6.0）。尿液酸碱反应受食物成分和代谢情况影响。尿液酸度增高见于多食肉类、蛋白质，代谢性酸中毒，痛风等；碱性尿见于多食蔬菜、服用碳酸氢钠类药物、代谢性碱中毒、呕吐等。

［提示］临床中 pH 值<6.0，提示该患者为酸性体质，体

质偏凉。

5. 比重

尿比重的高低,主要取决于肾小管的浓缩稀释功能,而与尿内所含溶质(盐类、有机物)的浓度成正比,与尿量成反比。正常人在普通膳食情况下,尿比重波动在 $1.015\sim1.025$。

尿比重病理性增高见于急性肾小球肾炎、糖尿病、蛋白尿、失水等;尿比重减低见于尿崩症(常 <1.003)、慢性肾小球肾炎、急性肾衰竭和肾小管间质疾病等;比重固定,常在 1.010 左右,称为等张尿,见于肾实质严重损害。

二、化学检查

1. 尿蛋白

当尿液用常规定性方法检查蛋白呈阳性或定量检查超过 $150\ mg/24\ h$ 者,称为蛋白尿。病理性蛋白尿见于:① 肾脏疾病:肾小球肾炎、肾病综合征、肾盂肾炎、肾结核、肾肿瘤等。② 继发性肾损害:糖尿病肾病、狼疮肾等。③ 肾外疾病:发热、高血压、妊娠、中毒、心功能不全等。

临床上,蛋白尿的出现主要考虑肾炎的可能。

2. 糖

正常人尿内可有微量葡萄糖,定性试验为阴性。当血糖升高超过肾糖阈或血糖正常而肾糖阈值降低时,尿糖定性检测尿糖呈阳性,称为糖尿。

(1) 血糖增高性糖尿　血糖增高性糖尿最常见于糖尿

病,也见于肢端肥大症、甲状腺功能亢进症、嗜铬细胞瘤、库欣综合征等。

(2) 血糖正常性糖尿 由于肾小管对葡萄糖的重吸收功能减退,肾糖阈值降低所致的糖尿,又称肾性糖尿。见于慢性肾小球肾炎、肾病综合征、妊娠等。

(3) 暂时性糖尿 见于:① 生理性糖尿:如短时间内摄入大量糖后。② 应激性糖尿:如精神刺激、颅脑外伤、急性脑血管疾病等。

3. 酮体

糖尿病酮症酸中毒时尿酮体呈强阳性反应,妊娠剧烈呕吐、重症不能进食等可导致脂肪分解加强的情况,均可致尿酮体阳性。

三、显微镜检查

1. 细胞

(1) 红细胞 正常尿液中一般无红细胞,或偶见个别红细胞。离心后的尿沉渣,若每个高倍视野均见到 1~2 个红细胞,即为异常表现。若每个高倍镜视野红细胞超过 3 个以上,尿外观无血色者,称为镜下血尿。

[提示] 同为尿隐血(BLD)阳性,镜检发现红细胞者常考虑结石损伤;镜检未见红细胞者要考虑肿瘤的可能性。

(2) 白细胞和脓细胞 正常尿中,离心沉淀法每个高倍视野白细胞可达 0~5 个,不离心尿不超过 1 个。若离心后每高倍镜视野超过 5 个白细胞或脓细胞,称镜下脓尿,多为泌尿系统感染。

临床见到白细胞增高,通常为泌尿系感染、膀胱炎等。

尿常规中还包括上皮细胞,上皮细胞的出现常提示肾炎,如肾小球肾炎。

2. 管型

(1) 透明管型 偶见于健康人;剧烈运动、高热、心功能不全时,可见少量;肾实质病变时,明显增多。

(2) 细胞管型

1) 红细胞管型:几乎总同时有肾小球性血尿。主要见于肾小球疾病,如急进性肾小球肾炎、急性肾小球肾炎、慢性肾小球肾炎急性发作、狼疮性肾炎等。

2) 白细胞管型:常提示肾实质有活动性感染病变,主要见于肾盂肾炎、间质性肾炎等。

3) 肾小管上皮细胞管型:表示肾小管有病变,是肾小管上皮细胞脱落的指征。常见于急性肾小管坏死、肾病综合征、慢性肾小球肾炎晚期、高热、妊娠高血压综合征等。

(3) 颗粒管型 颗粒管型见于慢性肾小球肾炎、肾盂肾炎或某些原因(药物中毒等)引起的肾小管损伤。

(4) 脂肪管型 常见于肾病综合征、慢性肾小球肾炎急性发作、中毒性肾病。

(5) 蜡样管型 尿液中出现蜡样管型,说明肾小管病变严重,预后较差。见于慢性肾小球肾炎晚期、慢性肾衰竭及肾淀粉样变性。

临床上,尿常规中出现管型,多与重吸收功能障碍有关。

3. 结晶体

尿中结晶体的形成,与该物质在尿中的溶解度、浓度、当时温度以及尿中的 pH 等有关。结晶体的发现一般临床意义较小。若经常出现于新鲜尿中并伴有较多红细胞时,应怀疑有泌尿系结石的可能。若在服用磺胺时尿中出现大量磺胺结晶体,应及时停药。

4. 病原体

用无菌操作取清洁中段尿,做尿液直接涂片镜检,或细菌定量培养,可查见大肠杆菌或葡萄球菌、结核杆菌、淋病球菌等。尿液直接涂片若平均每个油镜视野 >1 个以上细菌,为尿菌阳性。细菌定量培养菌落计数 $>10^5/mL$ 为尿菌阳性。

CAST 的出现多为膀胱炎、尿道炎等。

维生素 C 若为阳性,多系水果摄入过多。需注意的是,酸性食物不宜食用过多,过量常易导致结石。

[提示] 尿 pH 值 <5.5,考虑体质偏寒;pH >7.0 考虑体质偏热,或下焦有热。

第四题　审因施治是根本
　　　　　辨证论治为纲领

在《内经》治病求本的思想指导下,对辨证论治进行剖析,笔者逐渐认为审因施治是临床的根本所在,摆脱了多年的临床困惑,提出了"审因施治是根本,辨证论治为纲领"的观点。

临床多年,时常与同道探讨治病得失,疗效好的病案一般是分析清楚了疾病发生的原因,而容易困惑的多是仅囿于对证候的研判。以下就谈谈个人体会,期能起抛砖引玉的作用。

一、辨证论治的临床特点与困惑

辨证论治,是中医认识疾病和治疗疾病的基本原则,是中医学对疾病的一种特殊的研究和处理方法,也是中医临床的基本特点。所谓辨证,是在中医学理论的指导下,对患者的各种临床资料进行分析综合,从而对疾病当前的病位与病因、病性等本质做出判断,并概括为完整证的诊断思维过程。所谓论治,则是根据辨证的结果,确定相应的治疗原则和方法。

从现状来看,辨证论治几乎成了中医的"金科玉律",大凡中医人士都以"辨证论治"为根本来指导疾病的治疗。但在临床诊治过程中,患者的情况往往是错综复杂的,通常是多个证候叠加在一起,而非单一病机所致,且随着治疗会不断发生变化。再者,不同医家辨证不尽相同,难分孰是孰非;抑或是辨证无误,依辨证立法处方,但治疗效果不佳;更有甚者,无明显不适,看似无证可辨。总体来说,一是难以辨证准确;二是依证立法,疗效不显。故临证之时,常倍感困惑,仓促之间尚难理清头绪,不知从何入手。

为此,希望从经典及历代医家中探寻更切实可行的治病思路。

二、重温经典体会

1. 治病必求于本

"治病必求于本"一说,出自《素问·阴阳应象大论》:"阴阳者,天地之道也,万物之纲纪,变化之父母,生杀之本始,神明之府也。治病必求于本。"治病的本质就是用药物或者其他方法使人体内的阴阳恢复相对的平衡,从而达到阴平阳秘、精神乃治、身体康健这个目的。人体内的阴阳平衡状态是相对的,动态的,阶段性的。人是一个运动的活体,自然界的外因、人体的生理活动的内因,以及日常生活的饮食、劳作等因素,都在不断地影响、破坏这种平衡,所以人时常会生病。《内经》曰:"知标本者,万举万当,不知标本,是为妄行。"所谓治病必求于本,就是要透过疾病的现象——症状证候,去探求疾病的根本——病因病机,从而进行针对性的治疗,从根源上解决问题。也就是说,治疗疾病就必须审清病因,只有针对原因采取相应的措施,才可达到治愈的目的。

2. 必伏其所主,而先其所因

《素问·至真要大论》说:"必伏其所主,而先其所因。"张景岳注云:"必伏其所主者,制病之本也。先其所因者,求病之由也。"伏,制伏,治疗之意;主,指疾病的本质;因,疾病的原因。要抓住疾病的本质,首先要搞清楚疾病发生的根本原因,就是要求我们辨证前要弄明白病因。

医生必须清楚疾病发生的根本原因,然后给予准确的治疗,即我们不但要搞清楚患者都有什么症状,也要搞清楚是什么原因造成了患者的这些症状,诱发患者疾病的根本原因是什么,然后针对造成患者疾病的根本原因,给予处方用药,在治愈疾病以后还要告诉患者如何预防同样的病再次发生。

3.《伤寒论》

张仲景《伤寒论》,其书名即明确指出病是为"伤于寒邪"而作,把病因放在第一位。

有的条文下也常说"观其脉证,知犯何逆,随证治之"。"犯何逆"即是次续病因,再辨证治疗。两者都有异曲同工之妙。

4.《脉因证治》

朱丹溪《脉因证治》,从书名来分析:"脉"为生命体征;"因"为致病原因;"证"即指证候;"治"即根据前述来进行治疗。

5.《三因极一病证方论》

陈无择《三因极一病证方论》说:"凡治病,先须识因;不知其因,病源无目。"也是特别强调病因,以病因为根本。

6.《医门法律》

喻嘉言《医门法律》亦说:"故凡治病者,在必求其本,或本于阴,或本于阳,知病所由生而直取之,乃为善治。"这个"本"就是指病因;病因不明则治病求本无从谈起。

7.《温病条辨》

吴瑭《温病条辨》,"温病"即指"感于温邪之病",病因是第一位的;"条辨"是指证候条目。

三、提出观点——审因施治是根本,辨证论治为纲领

综合经典及历代医家的认识,几乎都是把病因放在第一位,再通过辨证来进行治疗,为此就提出了"审因施治是根本,辨证论治为纲领"的观点。

审因在临床上具有极其重要的意义。临床上的病情虽然千差万别,并处于动态、演变之中,无论证候如何复杂多样,就本质而言,无非是病因的不同。而病因约为 31 项[1],且万变不离其宗。故每一病因的确定,一般应有针对该病因的治疗方法及相应方药等,即可审因施治,如风寒用羌活、防风,痰浊针丰隆。

从某种意义上说,病因是引起疾病的本源;而疾病又以体

质为纲,表现为不同的证候类型。故找到了病因,也找到了疾病的根源,找到了疾病根本矛盾所在。所以临床审因很关键,是根本。病因审清楚了,体质协调,针对病因施以治疗方案,则病愈,这就是审因施治。若体质不协调,在审因施治基础上,再以体质为纲辨证分型,据体质以立法处方用药,此即辨证论治。合则为"审因施治是根本,辨证论治为纲领"。如同为感受风寒之邪,表实证用麻黄汤以发汗解表、宣肺平喘;表虚证则用桂枝汤以发表解肌、调和营卫,方中桂、芍并用,发汗解表不如麻黄汤,但可调和营卫。故"审因施治是根本,辨证论治为纲领"实质上是以病因为本,体质为纲,是正气与邪气的综合反映,因而更能反映疾病的整体实质;与单纯的"辨证论治"比较,可使疾病的立法施治用药明晰了然,更加便利,易于掌握。

而教材强调的是辨证论治,单纯提辨证论治妨害了很多人,因为患者的证型是变化的,且还有人的认识差异,比如你看是阴虚我看是肝火。所以我认为从根本性上说应该是审因施治,比如你被蛇咬了一口,不管是什么证,你都要搞清楚是哪种蛇咬的,是五步蛇还是眼镜蛇,这样你才能治好。且中医近现代落后的原因之一就是有人忽略了它,有人认为辨证论治包括审因施治,我认为不是这样的。为什么很多名医都还要强调"辨证求因"呢?因和证是不同的,因是主干,证是它的分支,因搞不清就容易糊涂。西医为什么能得到别人的认可,就是因为它强调搞清病因,中医也应该向这个方向发展,不要沉湎于辨证论治。又如：跌打损伤，病因就是瘀血，治以活血化瘀，病就好了；风寒感冒加气虚，风寒是因，气虚是证，因和证都要抓住，才能把病治好。以前我也困惑了很多年，后来从这一认识出发就感到豁然开朗，临床能够得心应手，觉得找到了正确的路。

四、病因与证候的相关性探讨

1. 体质与证候

在探讨病因与证候的关系之前，也要了解一下体质与证候的关系。体质是指个体在生命过程中，在先天遗传和后天获得的基础上所表现出的形态结构、生理功能和心理状态诸方面的综合的、相对稳定的特性[2]。体质的相关内容最早见于《内经》，以"形""质"表示，后人有"禀质""气质""赋禀"等称谓。人的体质形成由先后天因素决定，先天禀赋不同，后天营养及性别、年龄、脏腑气血，或季节气候、地域、居住环境不同，导致人的体质有别。如：男子以气为本，以肾为先天，女子以血为本，以肝为先天；南方人皮薄细腻，北方人多壮实。

体质的差异还影响着证候的最终形成和类型，体质的偏阴偏阳、脏腑的强弱、气血的多少、经脉虚实的不同，患者之寒热、虚实表现亦不相同。如《灵枢·五变》说，"五脏皆柔弱者，善病消瘅"；"小骨弱肉者，善病寒热"。张仲景《伤寒杂病论》指出，妇人"新产血虚，多汗出，喜中风，故易病痉；亡血复汗，寒多故令郁冒；亡津液，胃燥，故大便难"。朱丹溪亦根据体质不同提出了"肥人湿多，瘦人火多"的论点。由于体质包括形、神两个方面，因此，人之性情不同，患病亦有别。性情好动外露之人，患病多阳盛急躁；而性情喜静内敛之人，患病多阴盛抑郁。

故体质与证候关系如下：① 感受相同的病因，因个体体质的差异，而表现为不同的证候类型。即对同一病邪而言，疾病又以体质为纲，表现为不同的证候类型，如因体虚而外感者则依据体虚性质不同而有气虚感冒、血虚感冒、阴虚感冒、阳虚感冒之不同。② 感受不同的病因，由于体质相同，可表现为相同或相似的证候类型。如阳热体质者，感受暑热之邪故为热证；其感受风寒之邪，亦可随体质郁而化热，表现为风寒入里化热证候。

可见，体质是辨证的基础，体质决定疾病的证候类型，同病异证与异病同证，主要是以体质的差异为生理基础，体质是证候形成的内在基础。所以，治法和方药应当针对证候而有别，即根据体质不同而施治。

2. 病因与证候的相关性

（1）现象与本质　病因，是指引起疾病的原因，又称致病因素，从发病原理来说又为邪气。由于各种病因都具有自己特定的性质和致病特点，因此所引起疾病的临床表现、证候也各不相同。每一证候都要有一定的症状、体征及体质、环境等临床表现资料，如病因"湿"由于"湿为阴邪，易阻遏气机、损伤阳气、重浊黏滞"的性质和致病特点所致"身体困重、关节肌肉酸痛、纳呆恶心、腹胀、便稀、舌苔滑腻、脉濡"等为主要表现的湿淫证候。可见,病因与证候之间存在着一种内在的联系,这种内在联系由病因特定的性质和致病特点决定。故病因是导致当前证候变化的本质性原因,证候是病因的外在反映,病因是证候的内在本质。

(2) 单一性与多变性　证有万千,成因则一。就疾病而言,病因是相对单一的、固定的,所表现出来的症状却随时间的迁延或个人体质的差异而不同,所辨之证同样会有差别。以感冒为例,因受风寒之邪,起初可表现为恶寒发热、周身酸楚、头疼咽痛、舌红、苔薄白、脉浮紧,系风寒束表之证;数日后也可向里传变,由太阳证转为少阳证;再过数日,继而可出现阳明证。或是同为感受风寒之邪,有人可以变现为风寒束表,亦可有人迅速入里化热,而非表寒证的表现。并且,在治疗时机及过程中,都会引起证候的变化。所以说病因是单一的,证候是多变的。

(3) 辨证求因　辨证求因,就是在审察内外、整体察病的基础上,根据患者一系列的具体表现,加以分析综合,求得疾病的本质和症结所在。所谓辨证求因的"因",除了六淫、七情、饮食劳倦等通常的致病原因外,还包括疾病过程中产生的某些症结,即问题的关键,可作为辨证论治的主要依据。辨证所求之因,即以病证的临床表现为依据进行综合分析,推求病因,包括疾病的原因、性质、体质特点等,是辨证的结果,含有疾病发生的客观规律或特定趋势。如临床上根据自然界的风具有"善行、主动"的特性,把全身关节游走性疼痛的病因概括为"风邪"。辨证所确定的病因,与导致疾病发生的始因或诱因不完全相同。六淫外感、七情刺激、外伤、劳倦等,是导致病变发生的原始因素,属于病因学、发病学的范畴。而辨证所确定的病因,是通过临床证候的辨别而对病理本质做出的判断,属于诊断学、辨证学的范畴[3]。这种病因早已超越了自然因素的范畴,是疾病某一阶段病理本质的高度概括,具有病因和病机的双重含义[4]。由于中医学对疾病本质的认识主要是从症状推求原因,因而病因学研究的病因与辨证学探求的病因往往又是一致的,即前者是由因析果,后者是由果析因[3]。故据疾病的本质来说,直接原因与辨证所求之因应是一致的。

（4）**舍因从证**　治疗时,如过了以"因"为主的阶段,就宜舍因从证。如外感伤寒,入里化热,出现阳明经证时,可以白虎汤为主,此时不必拘泥于审因施治(实质上也有次续病因),可以根据证候特点,随证立法;再如失血后引起亡阳之证,也应先以回阳救逆为治。

（5）**舍证从因**　一般情况下,认清了病因,可以直接按因施治;而当辨证治疗效果不佳时,应考虑舍证从因,在治疗时直接用针对病因的药物;在治疗疾病的过程中,除辨证外,还应考虑治疗对病情变化的影响,失治误治也是导致病情加重的原因。所以在面对久治不愈的患者时,对病因的审查更为重要。

五、临床应用探讨

1. 因与证的选方用药探讨

(1) 因的选穴

外感——合谷、大椎、外关

伤食——手三里、天枢

瘀血——郄穴

中暑——中冲、曲泽、足三里

压力大——丘墟、蠡沟

(2) 证的选药　以阴虚为例,选药如下。

肝肾——女贞子

肝肺——天冬

肝胃——生麦芽

肝脾——石斛

心肝——酸枣仁

心肺——百合

心脾——莲子肉

心肾——柏子仁

心胃——知母

脾肾——黄精

脾肺——山药

肺肾——地骨皮

肺胃——北沙参

肾胃——玄参

2. 验案举隅

（1）**失眠案**　王某,女,32 岁。失眠 2 年余,经多方治疗,辨为阴虚火旺,依证处方,不效。察其脉证,方药无误,却未见疗效,难知其故。2 周后,经细问其缘由,答:"产后食鹿茸进补。"考虑鹿茸乃血肉有情之品、助阳生风动血之物,产后虽虚,但其虚不受补,而反受其害。改予地骨皮、玄参、连翘、丹皮、金银花、生地黄等养阴生津、清热解毒之品治之。经治 2 月,2 年之顽症才告愈。

（2）**癫痫案**　刘某,男,12 岁。癫痫病发 3 年余,几经治疗,未见寸效,仍反复发作。观诸医多用平肝息风化痰之品。后细询其原因,说有喜食生姜之癖。皆知生姜有竭肝阴之弊,肝阴不足,阳亢风动,遂发癫痫。嘱其改之。调理 2 月而愈。

（3）**胁痛案**　李某,女,75 岁。述右胁脘部不适,如有物堵,时已 5 年,常言生不如死,查胃镜、B 超等,均未见异常。几经诊治,确系肝胃不和之证,诸医予小柴胡汤、柴胡舒肝散之类,未效。审其因,餐中吃包子时与儿子动怒,予柴胡舒肝散加保和丸、佛手、生麦芽。2 剂即愈。

由此可见,辨证论治固然必要,但病因对疾病的影响应当首要考虑。在临床上,抓住了病因这一关键,能够取得满意疗效,而对病因不够明确,往往难以达到治疗目的。所以提议:审因施治是根本,辨证论治为纲领。此理论寓条理分明之机,临床有执简御繁之妙。

参 考 文 献

［1］朱文锋,甘慧娟. 证素内容的辨析[J]. 中医药导报,2005,11(1):1.

［2］王琦. 中医体质学[M]. 北京:中国医药科技出版社,1995:40.

［3］朱文锋,黄碧群,陈新宇. 病性证素辨别的意义与方法[J]. 中医药学刊,2006,24(2):204 - 205.

［4］颜平. 论中医病因学的特点[J]. 山东中医药大学学报,2006,30(4):287 - 288.

第五题　命门火衰与青霉素过敏

　　笔者认为命门就是指肾上腺，而命门火衰就是指肾上腺素分泌减少。命门火衰就是偏寒性的体质。

　　从西药中药化来看，青霉素属于大苦大寒之品，可能类似于金银花、石膏、连翘、黄连、黄芩等药性。而青霉素过敏患者多属于阳虚寒盛，其急救一般是用肾上腺素。对笔者遇见的有青霉素过敏史者，命门穴都有压痛。

　　青霉素属大苦大寒之品，五行属寒水，若用于阳虚（命门火衰）的患者即易引起过敏，临床查询此类患者，无一不是阳虚的体质。有些开始不过敏，而后出现过敏，也是体质已变成阳虚的缘故，待体虚变成非阳虚时，又不会过敏了。治此类患者宜取命门穴，且此穴压痛、针感均明显。还有青霉素属寒水，在人种方面与疗效相关，如（水）白种人效果不如黄种人（土）好，黑种人（火）不宜用，东方人（木）比西方人（金）宜用。

第六题 情志用药心得

1. 萱草忘忧

萱草,有"金针""黄花菜""忘忧草""宜男草""疗愁""鹿箭"等别名。萱草性味甘凉,具有利湿热、宽胸、消食的功效,治胸膈烦热、黄疸、小便赤涩。《本草纲目》载其"消食,利湿热。"其花语为:① 遗忘的爱,萱草又名忘忧草,代表"忘却一切不愉快的事"。② 放下他(她)放下忧愁。③ 隐藏起来的心情。④ 萱草的花语是爱的忘却。早在康乃馨成为母爱的象征之前,我国也有一种母亲之花,它就是萱草花。

萱草在我国有几千年的栽培历史。萱草又名谖草,谖就是忘的意思。最早的文字记载见之于《诗经·卫风·伯兮》:"焉得谖草,言树之背。"朱熹注曰:"谖草,令人忘忧;背,北堂也。"另一称号忘忧(忘忧草),来自《博物志》中:"萱草,食之令人好欢乐,忘忧思,故曰忘忧草。"《诗经》疏称:"北堂幽暗,可以种萱。"北堂即代表母亲之意。古时候当游子要远行时,就会先在北堂种萱草,希望减轻母亲对孩子的思念,忘却烦忧。

唐代朝孟郊《游子诗》写道："萱草生堂阶,游子行天涯;慈母倚堂门,不见萱草花。"王冕《偶书》:"今朝风日好,堂前萱草花;持杯为母寿,所喜无喧哗。"历代文人也常以之为咏吟的题材,曹植为之作颂,苏东坡为之作诗,夏侯湛为之作赋,一一点出萱草在生活中的地位。

2. 合欢除忿

药性、功效与合欢皮相似,尤长于安神解郁,多用于虚烦不眠、抑郁不欢、健忘多梦等证。《神农本草经》:"主安五脏,利心志,令人欢乐无忧。"

3. 佛手解思

佛手有疏肝解郁、理气和中、燥湿化痰之效。本品既可疏肝解郁,又善理气和中,为药食两用之佳品。药理研究发现其提取物能显著增加冠状动脉流量和提高耐缺氧能力,改善心肌缺血,预防心律失常,尚有催眠、镇痛、抗惊厥作用。

4. 玫瑰留情

玫瑰花有行气解郁、活血止痛之效。本品味甘气香,入肝脾经,药力平和,善疏肝醒脾和胃。自古就有用蒸馏的方法把玫瑰制成玫瑰纯露,其气味芬芳,疗效显著。《本草纲目拾遗》说:"玫瑰纯露气香而味淡,能和血平肝,养胃宽胸散郁。"

5. 梅花舒郁

《神农本草经》首先指出梅的药用价值:"梅实味酸平,主治下气,除热烦满,安心,止肢体痛,偏枯不仁,死肌,去青黑痣,蚀恶肉。"近代医学界研究表明,梅的花蕾能开胃散郁,生津化痰,活血解毒。

6. 郁金解郁

郁金有活血止痛、行气解郁、凉血清心、利胆退黄之效。本品既入血分,又入气分,入血分能行血凉血,入气分可行气解郁。《本草备要》中记载:"行气,解郁,泄血,破瘀。凉心血,散肝郁。治妇人经脉逆行。"药理研究发现,本品可减轻主动脉及冠状动脉内膜斑块的形成和脂质沉积。姜黄素对肝脏损伤有保护作用。现代以川郁金粉(片)内服,可治疗各种心律失常。

7. 栀子除烦

栀子有泻火除烦、清热利湿、凉血解毒、消肿止痛之效。本品苦寒降泄,善清三焦之火,又善清心,为治热病烦闷之要药。《药类法象》:"治心烦懊憹而不得眠,心神颠倒欲绝,血滞而小便不利。"药理研究发现本品有止血、保肝、泻下、降压的作用。

8. 柴胡疏肝

柴胡可疏散退热,疏肝解郁,升举阳气,清胆截疟。本品既长于疏散少阳半表半里之邪,为治疗少阳证的主要;又善条达肝气而疏肝解郁,为治疗肝气郁结证之要药。药理研究发现本品有明显的利胆、抗肝损伤、抗脂肪肝等作用。

9. 瓜蒌宽胸

瓜蒌有清热化痰、利气宽胸、散结消痈、润燥滑肠之效。本品善宽胸理气以开痹,为治胸痹之要药。《名医别录》:"主胸痹。"《本草品汇精要》:"消结痰,散痈毒。"本品所含皂苷及皮中总氨基酸有祛痰作用。瓜蒌、瓜蒌皮及其制剂有抗心律失常的作用。瓜蒌注射液对豚鼠离体心脏有扩张冠状动脉、增加冠状动脉血流量作用；对垂体后叶引起的大鼠急性心肌缺血有明显的保护作用，能提高心肌对常压、低压缺氧的耐受力，能扩张微血管，延缓微循环障碍的发生，并有降低血清胆固醇的作用。

10. 麦芽柔肝

麦芽有消食和中、回乳消胀之效。此外，本品具有升发之性，有一定的疏肝作用，可用治肝郁气滞、肝胃不和证。《药品化义》："炒香开胃，以除烦闷。生用力猛，主消麦面食积，癥瘕气结，胸膈胀满，郁结痰涎，小儿伤乳，又能行上焦滞血。"药理研究发现本品还有降血脂和保肝的作用。

11. 白芍敛肝

白芍有养血调经、平肝止痛、敛阴止汗之效，为养血柔肝的要药。《本草备要》："补血，泻肝，益脾，敛肝阴。"药理研究发现，本品总苷及芍药苷有抗炎、免疫调节、镇静、抗惊厥、解热、解痉、保肝、扩张血管、耐缺氧、降温等作用，水煎剂能增加心肌营养性血流量。

12. 紫苏宽中

紫苏辛、温，归肺、脾经，可发汗解表、理气宽中、解鱼蟹毒，用于风寒感冒、头痛、咳嗽、胸腹胀满、鱼蟹中毒。《本草纲目》中记载："行气宽中，清痰利肺，和血，温中，止痛，定喘，安胎。"

13. 薄荷条达

薄荷有发散风热、清利咽喉、透疹解毒、疏肝解郁、清利头目之效。《本草新编》："薄荷不特散风邪,尤能解忧郁。用香附以解郁,不若用薄荷解郁之更神。"

14. 百合宁神

百合味甘、性微寒,归心、肺经,具有养阴润肺、清心安神之效,是一种药食兼用的花卉。因其能清心除烦,宁心安神,故用于热病后余热未消、神思恍惚、失眠多梦、心情抑郁、喜悲伤欲哭等病证。《药性论》："使,有小毒。主百邪鬼魅,涕泣不止,除心下急满痛,治脚气热咳逆。"《日华子本草》："安心,定胆,益志,养五脏,治癫邪,啼泣,狂叫,惊悸,杀蛊毒气,胁痈乳痈发背及诸疮肿,并治产后血狂运。"药理实验研究证实,百合具有明显的镇静作用。

15. 香橼解结

香橼辛、苦、酸、温,归肝、肺、脾经,可行气舒郁、消痰利膈。《饮膳正要》："下气,开胸膈。"《医林纂要》："治胃脘痛,宽中顺气,开郁。"《本草再新》："平肝舒郁,理肺气,通经利水,治腰脚气。"《本草便读》："香圆皮,下气消痰,宽中快膈。虽无橘皮之温,而究属香燥之品,阴虚血燥之人仍当禁用耳。"

16. 柏子定志

柏子仁味甘、性平,归心、肾、大肠经,具有养心安神、润肠通便的功效。心神失养、惊悸恍惚、心慌失眠、遗精盗汗者宜食;老年人慢性便秘者宜食。《本草纲目》："柏子仁,性平而不寒不燥,味甘而补,辛而能润,其气清香,能透心肾,益脾胃,盖上品药也,宜乎滋养之剂用之。"《本草正》:"柏子仁,气味清香,性多润滑,虽滋阴养血之佳剂,若欲培补根本,乃非清品之所长。"《药品化义》:"柏子仁,香气透心,体润滋血。同茯神、枣仁、生地黄、麦冬,为浊中清品,主治心神虚怯,惊悸怔忡,颜色憔悴,肌肤燥痒,皆养心血之功也。又取气味俱浓,浊中归肾,同熟地黄、龟甲、枸杞子、牛膝,为封填骨髓,主治肾阴亏损,腰背重病,足膝软弱,阴虚盗汗,皆滋肾燥之力也。味甘亦能缓肝,补肝胆之不足,极其稳当,但性平力缓,宜多用之为妙。"

17. 远志远见

远志最早记载于《神农本草经》,列为上品,并被视为养命要药。远志苦、辛、温,归心、肾、肺经,有安神益智、祛痰开窍、消散痈肿之功。《本草纲目》:"此草服之能益智强志,故有远志之称。"《神农本草经》:"主咳逆伤中,补不足,除邪气,利九窍,益智慧,耳目聪明,不忘,强志,倍力。"《药品化义》:"远志,味辛重大雄,入心开窍,宣散之药。凡痰涎伏心,壅塞心窍,致心气实热,为昏聩神呆、语言謇涩,为睡卧不宁,为恍惚惊怖,为健忘,为梦魇,为小儿客忤,暂以豁痰利窍,使心气开通,则神昏自宁也。"现代药理研究发现全远志有镇静、催眠及抗惊厥作用。结合个人临床体会,远志能够令人心胸开阔,志向高远。

18. 当归归魂

当归甘、辛、温,归肝、心、脾经,有补血调经、活血止痛、润肠通便之效。若发生气血逆乱,服用之后即可降逆定乱,使气血各有所归,因而当归之名也由此而来,所以当归具有引魂归位之功。药理研究发现当归有镇静、催眠、镇痛、麻醉等作用,当归浸膏有显著扩张离体豚鼠冠脉的作用,增加冠脉血流量,同时也有抗心律失常的效果。

19. 朱砂避秽

朱砂,甘、微寒,有毒,归心经,有清心镇惊、安神解毒之效。《神农本草经》:"养精神,安魂魄,益气明目。"《本草纲目》:"治惊痫,解胎毒痘毒,驱邪疟。"《本草从新》:"泻心经邪热,镇心定惊……解毒,定癫狂。"药理研究发现朱砂能降低大脑中枢神经的兴奋性,有镇静催眠、抗惊厥、抗心律失常的作用。

20. 龙骨纳神

龙骨为古代大型哺乳类动物象类、三趾马类、犀类、鹿类、牛类等骨骼的化石。主产于山西、内蒙古、河南、河北、陕西、甘肃等地。全年可采,挖出后,除去泥土及杂质,贮于干燥处,生用或煅用。其性甘、涩、平,归心、肝、肾经,有镇惊安神、平肝潜阳、收敛固涩之功。本品质重,入心、肝经,能镇静安神,为重镇安神的常用药。《注解伤寒论》:"龙骨、牡蛎、铅丹,收敛神气而镇惊。"《本经逢原》:"涩可以去脱,龙骨入肝敛魂,收敛浮越之气。其治咳逆,泄利脓血,女子漏下,取涩以固上下气血也。其性虽涩,而能入肝破结。癥瘕坚结,皆肝经之血积也。小儿热气惊痫,亦肝经之病,为牛黄以协济之,其祛邪伐

肝之力尤捷。其性收阳中之阴,专走足厥阴经,兼入手足少
阴,治多梦纷纭,多寐泄精,衄血吐血,胎漏肠风,益肾镇心,为
收敛精气要药。有客邪,则兼表药用之。又主带脉为病,故崩
带不止,腹满,腰溶溶若坐水中,止涩药中加用之。止阴疟,收
湿气,治休息痢,久痢脱肛,生肌敛疮皆用之。但收敛太过,非
久痢虚脱者,切勿妄投;火盛失精者误用,多致溺赤涩痛,精愈
不能收摄矣。《本草纲目》:"益肾镇惊,止阴疟,收湿气,脱肛,
生肌敛疮。"《本草从新》:"龙骨,甘涩平……能收敛浮越之正
气,涩肠,益肾,安魂镇惊,辟邪解毒,治多梦纷纭、惊痫、疟、
痢、吐衄崩带、滑精、脱肛、大小肠利。固精、止汗、定喘、敛疮,
皆涩以止脱之义。"《医学衷中参西录》:"龙骨,质最黏涩,具有
翕收之力,故能收敛元气,镇安精神,固涩滑脱。"徐大椿认为
龙骨既能入气海以固元气,更能入肝经以防其疏泄元气,且能
入肝敛戢肝木。药理作用:龙骨水煎剂对小鼠的自主活动有
明显抑制作用,能明显增加巴比妥钠小鼠的入睡率;具有抗惊
厥作用,其抗惊厥作用与铜、锰元素含量有关;其含钙离子,能
促进血液凝固,降低血管壁通透性,并可减轻骨骼肌的兴奋
性。据临床研究报道:可用龙牡壮骨冲剂治疗佝偻病,能明
显改善小儿多汗、夜惊、夜啼、发稀、齿迟和发育迟缓等症状。
由此可见,龙骨适用于先天不足、心肾两虚之神志不宁、骨骼
生长异常等症。

21. 五味容神

五味子酸、甘、温,归肺、心、肾经,可收敛固涩,益气生津,

补肾宁心。《医林纂要》:"宁神,除烦渴,止吐衄,安梦寐。"五味子可以保护人体五脏——肝、心、脾、肺、肾。早在两千多年前,王宫贵族和中药名师已普遍采用这种传统沿用的强身妙品。五味子,顾名思义是一种具有辛、甘、酸、苦、咸五种药性的果实,实属独特。这种五味俱全、五行相生的果实,能对人体五脏发挥平衡作用。五味子含有丰富的有机酸、维生素、类黄酮、植物固醇及有强效复原作用的木酚素(例如五味子醇甲、五味子乙素或五味子脂素),它也是兼具精、气、神三大补益的少数药材之一,能益气强肝,增进细胞排除废物的效率,供应更多氧气,提高记忆力及性持久力。五味子能激活神经系统,促进反应能力、精神集中力和协调作用,并使思维清晰。尽管它具有激活的作用,却没有咖啡因焦躁不安的副作用。这种小小的浆果,有时也被用于治疗忧郁症,并且有助改善烦躁和健忘问题。五味子是最有效的植物适应剂之一,能增进智能、体能和感官功能,并增强对压力的阻抗力。简而言之,它能帮助人体承受诸如冷、热、噪音、情绪超负荷之类的压力因素,故有助于提升工作表现、增强耐力和减轻疲劳。通过临床体会,五味子适用于处世不深或总感到对现实不满的人。

第七题　疑难病的中医论治思路探讨

笔者根据多年的临床实践，结合现代医学，总结出点滴治疗疑难病的思路和方法，敬请同道指正。

一、概念

疑病与难病既相关联，又具有可区分性，临床统称为疑难病。

疑病就是对某一疾病认识不清，处于疑惑、迷惑不解的状态，如神经官能症、自体免疫性疾病、无菌性炎症等。

难病是诊断明确，难予治疗，难以治愈的疾病，主要是有不（易）可逆性的特征，如糖尿病、冠心病、中风、癌症等。

某些生理性疾病亦可归属于疑难病范畴，如衰老、郁证、乳腺癌等。

疑难病还与下述情况有关。

1. 与时代有关

如在古代，在《内经》《伤寒论》《金匮要略》等众多的中医经典著作中,一些医家对困惑不解、疗效不佳、预后不良的疾病,多用"难治""难已""不可治""不治""死不治""逆证""死证"等概念来描述。随着时代的进步,有些疑难病现在可以治愈。

2. 与医学体系有关

有些疾病,中医、西医均认为属于疑难病或难治病;有些疾病,西医认为是难治病,但对中医来说正是其专长;而有些属中医的疑难病,西医却不认为难治,有的已经解决或正在解决。

3. 随个人的水平境界而有所差异

二、基本要求(条件、基本功)

1. 理论思维

(1)以阴阳五行学说为根本

知常达变,综合能力,反向思维。

思路开阔,想象力丰富,想他人之未想。

思维灵活,变动不居,周流六虚。

(2)汲取各种哲学思想 有利于触类旁通。

2. 人体认识:基础全面牢固,中西融会贯通

以细胞为核心:太极→二仪(阴阳)→四象→八卦→六十四卦。

(1)微观 细胞→细胞器→分子→原子→电子云。

(2)宏观 细胞→组织→器官→脏腑经络→天人相应。

（3）三羧酸循环与递质代谢

3. 药物认识

西药的副作用主要是忽略了药性。

四气五味、升降浮沉、十八反、十九畏。

现代药理研究。

三、诊治思路

1. 审症全面

（1）不适症状全盘罗列。

（2）抓住主症。

（3）寻找考虑主症与兼症的内在联系，明晰思路。

（4）诊脉可以定病位，望诊可知病之浅深轻重。

（5）参考有关理化检查，查阅西医认识。

2. 追究病因

问诊可以追索原发病因——治病求本。

疑难病的病因病机多样复杂，大致归纳为：

（1）外伤积损，经络瘀阻（局部痿废、痛证首先考虑有否外伤）。

（2）失治误治，久病迁延（虚虚实实）。

（3）劳极失调，正损难复（虚劳）。

（4）表邪不解，病变多端（风水——表邪未解之慢肾）。

（5）邪毒壅盛，正微衰败（传染病——特异病原体）。

（6）痰邪为祟，怪症迭出（眩晕，麻木）。

（7）营卫倾移，真邪不别（自体免疫病）。

（8）先天胎传，基因异常（癫痫，遗传病）。

（9）极变而反，自稳失调（肿瘤）。

（10）情志障碍，气机失调（郁证）。

（11）心灵创伤，精神失常（癫狂）。

（12）邪气契恋，缠绵难愈（乙肝后期）。

（13）药物毒害，创重不返（白血病，耳聋，四环素牙，肿瘤）。

3. 考察求治过程

详查每个求治过程，设想（推理）每一环节可能的失误，总结（寻觅）确定某一环节为失误根本。

4. 思考无效缘由

查出诊断失误，明确治疗用药无效的缘由。如风寒感冒引起发烧，却用物理降温。

5. 其他环节

对于疑难病，必须层层剖析，环环兼顾，细致分析，才能施治精到，针对性强。考虑因素有如下几点。

（1）自然界 ① 时间：病情轻重是否与年、月、日、时有关，如肾气虚，晨起时腰痛明显。② 地理：地方病。③ 气候：时气致病。

（2）人体 ① 年龄：女七、男八的生殖规律，十年的生理衰老规律。② 男女：男以补气为主，女当理血为先。男应气中求阴，女可血里取阳。③ 体质差异：先天禀赋、后天调养、阴阳二十五人形、左右阴阳。

6. 诊断明确，辨证要领

运用中医、西医、宏观、微观，尽可能做出正确诊断。并灵活运用脏腑、六经、三焦、卫气营血、八纲等辨证，抓住要领，因疾病均有各自的变化发展模式，有规律可循。

7. 治疗原则

（1）标本缓急（近期疗效、远期疗效）

"知标本者，万举万当，不知标本，是谓妄行。""治病必求于本"。

1）急则治标

2）缓则治本

3）标本兼治

（2）审因施治，治病求本　① 外感。② 内伤。③ 不内外因。

（3）辨证论治，补虚泻实　① 补虚：阴阳气血精神津液。② 泻实：痰瘀火邪。③ 补泻兼施：先补后泻，先泻后补。

（4）三因制宜　① 因时制宜：时间。② 因地制宜：空间。③ 因人制宜：体质。

根据临床经验，笔者认为：审因施治是根本，辨证论治为纲领。此因为致病的根本原因。

8. 选药思路

（1）审因用药　① 外感——解表祛邪。② 内伤——培补扶正。③ 不内外因——专病专药,如药源性损害、环境污染等。

(2) 辨证选药按脏腑辨证　以阴虚为例,选药如下。

肝肾——女贞子

肝肺——天冬

肝胃——生麦芽

肝脾——石斛

心肝——酸枣仁

心肺——百合

心脾——莲子肉

心肾——柏子仁

心胃——知母

脾肾——黄精

脾肺——山药

肺肾——地骨皮

肺胃——北沙参

肾胃——玄参

(3) 部位遣药(引经药,部位用药)

1) 引经药如下。

太阳——羌活

少阳——柴胡

阳明——白芷

少阴——细辛

太阴——苍术

厥阴——牵牛子

2）部位用药如下。

头——藁本

面——白附子

项——葛根

手——桂枝

胸——瓜蒌皮

背——防风

腰——金狗脊

腿——牛膝

附：选穴思路

（1）**循经** 对因治疗。

（2）**症状** 对症治疗，专病专穴，如痰取丰隆。

（3）**病机** 辨证论治。

（4）**体质** 先天禀赋、后天调养、阴阳二十五人形、左右阴阳。

（5）**时间** 肥胖、时代病、子午流注。

（6）**空间** 方位取穴理论上应该有。

（7）**性能** 穴位功效。

9. 制定处方：综合（组合）成处方

依据上述综合分析，制定出一个初步治疗方案，即按君臣佐使组合成处方。

君——因

臣——证

佐——位

使——它

四、治疗过程

1. 试探用药

先服 1 剂药,密切关注施治后的症情变化,遇有特殊情况,随时调整处方。

2. 处方剂量

表邪——3 剂

一般——5 剂

阴虚——6 剂

阳虚——7 剂

3. 药不瞑眩,厥疾弗疗

厥——厥逆(难逆转性),主要是难病、久病的药后反应。

4. 症状改善,精神状态好转

5. 症状明显化,其疾将治愈:主要是指难病

对于慢性(难治性)疾患,若服药后其症状趋于明显化,如疼痛明显,无腹胀者出现腹胀明显,感觉迟缓障碍者出现酸胀明显等,为病情有治愈可能的前兆,因自身已对不适症情产生了反应,当然患者的精神状态应为好转。这一环节很重要,且不易把握,更难被患者接受。如牛皮癣若能出现痒的感觉应

可治愈,是否亦是"药不瞑眩,厥疾弗疗"的一方面呢?

6. 其他

治疗疑难病,保持心态很重要,要有信心、耐心、恒心,以不变应万变,只要法对症,虽症情万变而方法可不变。

五、疗效预期,疾病预后

1. 男女差异

男左女右不易治疗,虽好转常须带药度日。若中风康复后,还要以预防为主。

2. 数字影响规律(六、七、四十九和百日)

阴以六为生,六日可有转机。

阳气七日来复,逢七当见变化。

七七四十九,阴虚可望复原。

百日筑基,虚损劳伤应基本复原。所谓百日筑基就是将散布于人体中各处的精气收入经脉之中经过修炼再散布于全身,大概要一百天的时间才可以完成筑基的功夫。在治慢性病时,笔者引入气功界这种观念,不知是否适合。

3. 疑难病

一般以一百天为周期,若百天疗效不显,可视为无效,疗效好可再续一百天,最长不应超过一年,长年累月无效当属治不好或无效。

4. 年龄、发病季节、时辰、时气

疾病的预后应该考虑多方面因素,如年龄、发病季节、时

辰、时气等等。

5. 预知愈期、死期：以阴阳五行、八卦预测为主

确定是否治愈，也应以一百天为基数，即在不继续治疗的情况下，一百天后症情不出现，可视为此病已治愈。在此，我不苟同于西医某些疗效评定标准。

六、注意事项

1. 饮食宜忌
2. 劳逸结合
3. 寒温适宜
4. 情志调适
5. 其他配合

七、疑难病举例（体会）

1. 类风湿关节炎

（1）*病因*　张仲景明确指出"汗出入水中"为其病因。而我根据现状，补充两个病因为"汗出入空调""汗出即输液"。

（2）*病机*　张仲景称"如水伤心"。而我根据现代医学认为有"营卫倾移，真邪不别，自体免疫"的机制。

（3）*治疗*　以解表、调和营卫为主，基本上不使用雷公藤、激素、止痛药等药物，以香薷、麻黄根、夏天无、甘草为主药，若未曾用过激素，其疗效有时感觉如治普通感冒一样。

2. 支气管扩张

支气管扩张出现咯血症状,究其原因,多由外伤所致。

验方:

黄　芩 10 g	桔　梗 10 g	瓜蒌皮 10 g	浙贝母 10 g
郁　金 10 g	丹　参 10 g	杏　仁 8 g	田　七 6 g
北沙参 10 g	前　胡 15 g	冬瓜仁 15 g	鱼腥草 15 g
桃　仁 10 g	乳　香 10 g	血　竭 6 g	

3. 慢性肾炎

急性肾炎属中医水肿(风水)病范畴,实由外感,肺病及肾所致(出《素问·水热穴论》)。关于本病,自古就有一套比较正确的治疗方法,如《金匮要略·水气病脉证并治》:"风水,脉浮身重,汗出恶风者,防己黄芪汤主之。"又"风水,恶风,一身悉肿,脉浮而渴,续自汗出,无大热,越婢汤主之"。

而西医治疗急性肾炎多采用激素疗法,往往转为慢性肾炎。还有不少患者,因失治或误治导致肾功能衰竭、尿毒症,最后还需换肾治疗。

笔者认为治疗慢性肾炎还需区分外感与内伤,外感务必祛邪,可以自拟杏苏桔防汤加味治疗,处方如下。

杏　仁 10 g	苏　叶 8 g	桔　梗 8 g	防　风 10 g
甘　草 5 g	南沙参 10 g	浙贝母 10 g	荆　芥 10 g
汉防己 10 g	黄　芪 15 g	赤小豆 15 g	怀山药 15 g
车前草 10 g	玉米须 30 g	血余炭 10 g(用于毛发干枯)	

用法:水煎服,每日 1 剂,服用至症状消除、尿化验正常。

注意：① 患病期间,避免劳累。② 饮食方面,在有浮肿、尿量减少等症状的时期,需要限制盐分,但当浮肿、蛋白尿等消除而尿量增加时,2周后可恢复其平常的饮食生活。

4. 白血病

现在大多认为白血病与药物损害有关,如小儿体稚,有的第一代抗生素可能还没适应,就用上 N 代,当然会摧残造血系统。

5. 癫痫

癫痫由惊吓所致居多,现临床尚有偏重于息风化痰为主的。

八、治验举例

1. 中药验案

(1) 咳嗽

文某,男,48 岁。

主诉：咳嗽 8 年。

现病史：患者自 8 年前因外感咳嗽,症情不重没在意,后出现入睡前即咳嗽几声,因咳而醒,刚入睡又作,如此反复。开始时发作 2~3 次才能成眠,后症情渐重,经多方求治无效。现每晚要发作 7~8 次以上才能成眠,痛苦异常,余无不适,其他时间亦不咳嗽。

望诊：舌淡红,苔薄白腻。

切诊：右寸脉细涩。

思路分析：从发作时间看，入睡前属阴阳交替之分，而睡着时又不咳嗽，认为属邪扰肺阴。

辨证：外邪欲入肺阴。

法则：托邪外出，宣肺止咳。

处方：

北沙参 10 g　百　部 15 g　竹　茹 10 g　马兜铃 6 g

杏　仁 8 g　黄　芩 10 g　陈　皮 6 g　白僵蚕 10 g

桔　梗 5 g　白　薇 10 g　白　前 10 g　甘　草 3 g

鱼腥草 15 g

按语：本病仅 1 剂即愈。

（2）痛经

黄某，女，41 岁。

主诉：痛经 4 年余。

现病史：患者 4 年前因在经期服用人参、肉桂等补品，后出现痛经现象，经多方求治，症情逐渐加重，每于经期第 2 天疼痛剧烈，无法工作，冷汗出，服强力止痛药也难挨，4 天后症情不作，每月如此。消炎止痛等药频用，仍未见效，痛苦异常，自诉有欲死之念。伴眠差，双足须穿袜入眠，多梦，大便干，小便调。

望诊：舌暗红，苔薄白。

切诊：左尺脉沉滑有力。

思路分析：患者经期误服热药，致血热内结，久则下肢厥冷，故舍症从脉。

辨证：瘀热内结，热深厥深。

法则：清热散结，化瘀止痛。

处方：

芒　硝10g　银柴胡10g　牡丹皮10g　玄　参30g

玫瑰花10g　熟大黄10g　甘　草5g　醋当归10g

醋香附10g　金银花15g　黄　芩10g　陈　皮6g

用法：经前5天服药，每日1剂，经期停用。

按语：本病经3个月治疗，症情基本缓解。

（3）肝癌

鲁某，男，53岁。

主诉：咽痛3年

现病史：患者1年前发现肝占位性病变，即在医院行手术治疗等，因朋友介绍予中药而配合治疗。症见右胁胀痛，胃脘胀满，嗳腐吞酸，时太息。

望诊：舌暗红，边有瘀斑，苔薄腻。

切诊：脉弦涩。

理化检查：肝占位性病变；甲胎蛋白（＋）。

西医印象：肝癌。

思路分析：经询问，患者患病前曾治过牛皮癣，牛皮癣症情缓解后，发现患了肝癌。据此认为属肝肺不和所致，并预告其若牛皮癣再发，肝癌可能完全治愈。

辨证：金乘木郁。

法则：理肺疏肝，软坚散结。

处方：

生牡蛎 15 g　猪　苓 15 g　泽　泻 10 g　黄　精 15 g

鸡内金 20 g　佛　手 15 g　绿萼梅 10 g　山慈菇 10 g

露蜂房 10 g　金银花 15 g　前　胡 15 g　玄　参 10 g

茵陈蒿 15 g　郁　金 10 g　刺蒺藜 10 g　鱼腥草 15 g

按语：本病经半年配合治疗，肝占位性病变消失；甲胎蛋白（－）。有意思的是牛皮癣又恢复如前，现仍健在（称同病房的患友均已不幸），未继续任何治疗。

2. 针灸验案

（1）痹病

谢某，男，38 岁。

主诉：右下肢外侧疼痛 2 年余。

现病史：2 年前因臀部肌肉注射后，出现右下肢外侧疼痛（循足少阳胆经）。经多方治疗，病情未见好转，反而逐渐加重。现右下肢不能完全着地，走路跛行，屈伸不利，纳差，眠可，二便调。

望诊：形体消瘦，痛苦面容，舌质暗红，苔少。

切诊：脉细涩。

辨证：气滞血瘀，经脉不通。

治则：通经止痛。

取穴：风市。

刺法：立而取之，针刺后出现电击感。

按语：本病经 1 次治疗，2 年多的疾患即告痊愈。

（2）咽痛

黄某,女,43岁。

主诉：咽痛3年余。

现病史：患者自3年前,因当厨师5年后,而出现咽部疼痛、干涩,食辛辣之品后症状加重,经多方求治,还做过手术,清热解毒、消炎止痛等药频用,仍未见效,痛苦异常。伴眠差,多梦,大便干,小便调。

望诊：咽部稍红,舌暗红,苔薄黄。

切诊：脉细弦。

西医印象：慢性咽炎。

思路分析：患者过食油炸辛辣之品,损伤脾胃,耗伤阴液,咽部失养,故疼痛。

辨证：阴液亏损。

法则：滋液降火。

取穴：二间。

刺法：毫针。

按语：大肠主"液"所生病,故经3次治疗痊愈。

总之,因水平所限,本人仅能做上述探讨,虽勉力写了上述思路或程序,其实有不少方面我自己也不甚明了,还请同道不吝指教,以便不断提高。正如《内经》所说："言不可治者,未得其术也。"每一历史时期都有相应的疑难病,这就要求医学同道共同努力,提高对疑难病的治愈率,造福于全人类。

第八题 "汗出入水中"对治疗 类风湿关节炎的启示

　　类风湿关节炎是一种以关节滑膜为主要靶组织的慢性系统性炎症性的自身免疫性疾病,主要侵犯手足小关节,其他器官或组织如肺、心、神经系统等亦可受累。类风湿关节炎主要结局是残疾,被视为预后严重的疾病,有"不死的癌症"之称。

　　类风湿关节炎属中医痹病范畴,根据该病的性质与临床特点,又可称之为"周痹""骨痹""肾痹""历节""顽痹""尪痹"等。《金匮要略》:"诸肢节疼痛,身体尪羸,脚肿如脱。""历节疼不可屈伸……身体羸瘦独足肿大。"

　　就其病因而言,《金匮要略》有曰:"寸口脉沉而弱,沉即主骨,弱即主筋,沉即为肾,弱即为肝。汗出入水中,如水伤心。历节黄汗出,故曰历节。"中医认为,历节风者,由血气虚弱,为风寒所侵,气血凝涩,不得疏通,关节诸筋,无以滋养,真邪相搏,所历之节悉皆疼痛,或昼静夜发,痛彻骨髓,谓之历节风也。节之交三百六十五,十二筋皆结于骨节之间,筋骨为肝肾所主,今肝肾并虚,则脉沉弱。风邪乘虚淫于骨节之间,致膝理疏而汗出,汗者心之液,汗出而入水浴,则水气伤心,又从流入关节交会之处,风与湿相搏,故令历节黄汗而疼痛也。

综上所述,人体在劳倦涉水或汗出淋雨等情况下,致使阳气受损,腠理空虚,卫气不固,则风、寒、湿邪乘虚侵袭肌肤。风为阳邪,其性开泄,易至腠理疏泄而开张,则寒湿阴邪乘机而入;寒性收引凝滞,湿为阴邪易伤阳气,且湿性重浊,流注经络、关节,气血运行阻滞,患部肿胀疼痛,关节僵硬变形,乃发此病。其间以损伤卫阳为主,干扰和破坏营卫的运行,致使卫气不足或运行障碍,营卫倾移,真邪不别,而致自体免疫。

通过潜心探讨,从张仲景有关"汗出入水中"的记载,笔者认为现今还有"汗出入空调""汗出即饮冷""汗出即输液""汗出在雨中"等也是类风湿关节炎的病因。

《素问·热论》说:"三阳经络皆受其病,而未入脏者,故可汗而已。"《金匮要略》说:"风湿相搏,一身尽疼痛,法当汗出而解……但微微汗出者,风湿俱去也。"故治痹之法,当以汗法为捷。以此推之,类风湿关节炎的治疗以发汗解表、调和营卫、除湿通络为大法。类风湿关节炎虽为顽疾,若治疗得当,亦可获得满意的疗效。

[病案举例]

谢某,女,37岁。

主诉:四肢关节疼痛2年余。

病史:患者因2005年8月在雨中行走2小时,伴有出汗,第二日起床后出现四肢关节疼痛,周身酸痛,后又出现晨起关节僵硬，活动不利，曾在多处治疗，未见好转。现周身关节疼痛，症情逐渐加重，手指关节轻度变形，畏寒。余无特殊不适，纳可，因疼痛影响睡眠。

舌脉：舌质淡，苔白，脉弦紧。

理化检查：血沉：54 mm/h。类风湿因子：370 V/mL。

辨证：汗出在雨中，营卫不和，自体免疫。

诊断：历节——类风湿关节炎。

治则：扶正祛邪。

治法：温阳祛寒，调和营卫，通经止痛。

处方：

香　薷 10 g	麻黄根 10 g	夏天无 6 g	甘　　草 3 g	
补骨脂 10 g	骨碎补 10 g	羌　活 3 g	桂　　枝 5 g	
藿　香 10 g	续　断 15 g	鸡血藤 15 g	金毛狗脊 20 g	
独　活 3 g	甘　草 5 g	细　辛 3 g		

用法：共研末，每服 5 g，日 3 次。

以上方为主共调治 1 年余，诸症尽失。

《素问·痹论》云："风寒湿三气杂至，合而为痹……荣卫之气亦令人痹乎？岐伯曰……逆其气则病，从其气则愈，不与风寒湿气合，故不为痹也。"中医所谓"正气存内，邪不可干"，只有机体气机紊乱、失调，复受邪气入侵与营卫之气相合，即"两气相益"，才能痹阻经络气血的运行流通而发生痹证，如营卫之气"不与风寒之气合，故不为痹"。所谓正气是人体功能的总称，即人体正常功能及所产生的各种维护健康的能力，是免疫力的一方面。免疫的实质是机体抵抗外来侵袭以保持相对稳定的一种复杂的生理性保护功能，而自身免疫疾病或免疫功能低下与中医学营卫的功能失调具有相似性，由此看出，张仲景调和营卫的治法已具有朴素的免疫思想，为后人治疗自身免疫性疾病提供了思路。

第九题　肿瘤的先兆

时常听见有的人一经查出恶性肿瘤就已经是晚期，失去了防治的时机，颇为遗憾。通过多年的观察和思考，笔者以为肿瘤应该有些先兆症状。

（1）长期（一般超过 3 个月）的无化脓性疾患。

（2）长期无高热（＞38℃）的疾病。

（3）长期不排痰。

（4）长期精力不振。

（5）下肢瘦削酸楚。

（6）注意力不集中。

（7）食欲改变，乏力。

（8）时常服用抗生素。

第十题 递质系统相关药物

1. 乙酰胆碱（ACh）

（1）拟胆碱药 槟榔、枳壳、毛果芸香、大黄、番泻叶、芫花、枳实、丁公藤、厚朴。

（2）抗胆碱药 颠茄、曼陀罗、莨菪、番木鳖、厚朴、香附、木香、乌药、陈皮、马钱子。

（3）胆碱酯酶增效药 白术、苍术、半夏、茯苓、土茯苓、藿香、佩兰、砂仁、草果、干姜、肉桂、荜茇、高良姜、丁香。

（4）抗胆碱酯酶药 毒扁豆、石蒜。

（5）胆碱乙酰化酶增效药 党参、黄精、扁豆、怀山药、明党参、玉竹、石斛。

（6）抗胆碱乙酰化酶药 砒石。

2. 儿茶酚胺（CA）

（1）拟肾上腺素药 附子、麻黄、细辛、吴茱萸、蜀椒、高良姜、丁香、桂枝、荜澄茄、羌活、独活。

（2）抗肾上腺素药 黄柏、黄连、黄芩。

（3）**MAO 增效药**　生地黄。

（4）**COMT 增效药**　熟地黄、知母。

（5）**酪氨酸羟化酶增效药**　肉苁蓉、补骨脂、巴戟天、山茱萸。

3. 组胺（H）

（1）**拟组胺药**　桔梗、天南星、百部、瓜蒌、贝母、杏仁、马兜铃。

（2）**抗组胺药**　荆芥、防风、前胡、白前、蝉蜕、地肤子。

4. 5‑羟色胺（5‑HT）

（1）**拟 5‑HT 药**　川芎、丹参、当归、延胡索、制乳香、没药、郁金。

（2）**抗 5‑HT 药**　栀子、珍珠母。

5. γ‑氨基丁酸（GABA）、谷氨酸（GA）

（1）**拟 GABA 药**　琥珀、柏子仁、酸枣仁、女贞子、龟甲、鳖甲。

（2）**抗 GABA（拟 GA 药）**　人参、桂枝。

6. 甘氨酸

（1）**拟甘氨酸药**　天麻、麦芽、防风、菊花、决明子、白僵蚕、全蝎、地龙。

（2）**抗甘氨酸药**　马钱子、木瓜。

7. 天门冬氨酸

（1）**拟天门冬酸药**　天门冬、黄精。

（2）**抗天门冬氨酸药**　干姜、吴茱萸。

8. 环核苷酸

（1）拟 cAMP 药　大枣。

（2）cAMP 增效药　温热药、壮阳药、补气药。

（3）拟 cGMP 药　枳实、枳壳。

（4）cGMP 增效药　寒凉药、补阴药、养血药。

9. 镇痛药

（1）拟内啡肽药　鸦片、罂粟壳。

（2）麻醉镇痛　延胡索、洋金花、草乌、川乌。

第十一题 激素类相关药物

1. 肾上腺皮质激素

此类相关药物主要包括甘草、黄芪、白术、巴戟天、胡芦巴、何首乌。

2. 雄激素

此类相关药物主要包括淫羊藿、鹿茸、补骨脂、海马、锁阳、蛤蚧、胡芦巴。

3. 雌激素

此类相关药物主要包括菟丝子、阿胶、覆盆子、当归。

4. 前列腺素

此类相关药物主要包括肉苁蓉、何首乌、楮实子、枸杞子、胡桃仁、巴戟天、鹿茸。

5. 胰岛素

此类相关药物主要包括知母、石斛、扁豆、玉竹。

第十二题　血液系统药物

1. 促造血功能药物

此类相关药物主要包括肉桂、枸杞子、当归、熟地黄、山茱萸、阿胶、桑椹、龙眼肉、鸡血藤、大枣、龟甲胶、鹿角胶。

2. 升血色素、血小板最速药

此类相关药物主要包括肉桂、枸杞子。

3. 促免疫功能药物

此类相关药物主要包括党参、甘草、茯苓、黄芪、灵芝、玄参。

4. 抑制免疫功能药物

此类相关药物主要包括雷公藤、山海棠、蒲黄。

5. 活血祛瘀药物

此类相关药物主要包括川芎、丹参、红花、牛膝、郁金、乳香、没药、血竭、田七、桃仁、苏木、虻虫。

6. 促凝血药

此类相关药物主要包括田七、阿胶、藕节、地榆、枸杞子、紫珠叶、仙鹤草、白及、槐花、白茅根、白芍、旱莲草、血竭。

第十三题 影响针灸疗效的 因素分析

针灸实践教学中,有关影响针灸疗效的因素往往流于经验,教材中没有相关章节,针灸书籍中亦缺乏系统的总结,学生对于疗效的问题无从掌握。

一、因症辨治

1. 经典首重病因

(1)《内经》《素问·至真要大论》说:"必伏其所主,而先其所因。"张景岳在注释时指出:"必伏其所主者,制病之本也。先其所因者,求病之由也。"伏,有治疗的意思;主,即疾病之本质;因,即为病因。本句强调抓住疾病的本质,首先要搞清病因。

作为医生需先辨别清楚病因之所在,然后采取有针对性的治疗。医生不但要准确把握患者的症状,还要搞清原因或诱因,而后针对根本原因,有的放矢,处以针药,更要在治愈疾病以后告知患者如何预防。

（2）《伤寒论》 汉代医圣张仲景注重病因，所撰之书之所以命名为《伤寒论》即明确指出是为"伤于寒邪"而发。

书中提及："观其脉证，知犯何逆，随证治之。"[1]"犯何逆"就是要辨清病因，而后辨证论治，两者颇有异曲同工之妙。

（3）《脉因证治》 朱丹溪著有《脉因证治》，"脉"即指生命体征，"因"为致病因素，"证"为疾病的外在表现，强调须经综合分析后方可予以治疗。

（4）《三因极一病证方论》 陈无择亦重视病因，他在《三因极一病证方论》中强调病因为根本，指出："凡治病，先须识因；不知其因，病源无目。"[2]

（5）《医门法律》 喻嘉言在《医门法律》中指出："故凡治病者，在必求其本，或本于阴，或本于阳，知病所由生而直取之，乃为善治。"[3]"本"即病因，若不能辨明病因，又谈何治病呢？

（6）《温病条辨》 吴瑭《温病条辨》也将病因放在首位，"温病"即"感于温邪而发之病"，"条辨"指证候条目。

综合历代医家及其所著文献，均重视病因，再结合辨证论治，因此笔者认为"审因施治是根本，辨证论治为纲领"。

2. 因症辨治

根据上述内容，在临床上，应把握先审查病因，结合症状，再行辨证论治的诊疗程序。

二、穴位的定位

《灵枢·九针十二原》："节之交，三百六十五会，知其要者,一言而终,不知其要,流散无穷。所言节者,神气之所游行出入者也,非皮肉筋骨也。"文中指出腧穴为神气游行出入之所在,并非皮肤、肌肉等看得见、摸得着的有形之物。现在的观点认为,"神"是中枢神经系统的功能表现,穴位反映了中枢神经系统功能,即神经递质出入的场所,而"游行出入",自身应当是能够感觉到的,这可能就是所谓的神经递质释放或降解过程,抑或是神经兴奋产生的电脉冲。

《灵枢·九针十二原》:"五脏有六腑,六腑有十二原,十二原出于四关,四关主治五脏。五脏有疾,当取之十二原,而原各有所出,明知其原,睹其应,而知五脏之害矣"。《灵枢·背腧》:"五脏之腧,出于背者……欲得而验之,按其处,应在中而痛解,乃其腧也。"《内经》明确指出腧穴是脏腑功能状态的反应点,同时也是刺灸治疗的施术部位。

腧穴的定位可概括为如下三种:① 腧穴位于经脉上:《素问·气府论》:"脉气所发者,凡三百六十五穴也。"腧穴均位于经脉循行线上,数目与位置是固定的,与生俱来就是如此。② 腧穴具有一定的深度:《素问·刺要论》:"病有浮沉,刺有浅深,各至其理,无过其道。过之则内伤,不及则生外壅,壅则邪从之。浅深不得,反为大贼,内动五脏,后生大病。"明确指出,必须根据穴位的深浅来决定针刺浅深,反之会造成伤害,不同的穴位其浅深度是不同的。③ 腧穴分布在分肉间:循经取穴是针刺取穴的原则之一,《素问·调经论》主张"守经隧""取分肉间"的取穴方法,正是因为经脉伏行分肉之间,所以腧穴亦是分布于分肉之间的,其深浅必定由其间隙来决定,而并非皮肤表面的一个点。

三、手法

1. 针法

决定针灸疗效的因素有两个:一是选穴,二是手法。手法通常被人忽视,而事实上,手法同样重要。手法得当则患者感觉舒适,疗效也来得快,而手法的关键当然是进针的速度。

关于针刺手法要把握如下要点:首先是稳、准、轻、快;其次是以得气为度;最后是适当使用补泻。要想获得满意的针刺疗效,就必须把握好刺激量、刺激度同刺激效应之间的关系。

稳——心中有数,上守神,气定神专。准——度量切循。轻——良性刺激。快——有利得气。

2. 拔罐

拔罐的施术部位是人体的体表,是风邪首先侵入之地,属经络中的皮部。皮部是十二经脉在体表的分区,它与经络的区别在于经脉的分布呈线状,而络脉的分布却是网状的,而皮部的划分则是呈现出"面"。所以,针刺主要在"点",拔罐主要在"面",皮部是经络在体表的反映,"有诸内必形于诸外",脏腑经络有病,必然在皮部上有反映,而且病邪由外入内,经皮—络—经—腑—脏的病变次序规律,所以,当病邪还在皮部浅表之时,就用拔罐疗法祛风除邪,达到防病治病的目的。操作要点在于轻、准(取穴、罐的大小)——穴位处于罐的中心。

3. 放血

放血疗法的要点在于血变而止：放血治疗后，若血色呈暗红，则不予压迫止血，待瘀血流尽后，血色逐渐变为鲜红，至此出血自止；反之，放血后发现血色鲜红，腧穴点刺时出血3～5滴即可。

临床上应根据十二经气血的多少、其运行情况以及患者病情的不同状态决定是否放血以及放血量的多少。《灵枢·官能》曰："用针之理，必知形气之所在，左右上下，阴阳表里，血气多少。"《素问·血气形志》曰："夫人之常数，太阳常多血少气，少阳常少血多气，阳明常多气多血，少阴常少血多气，厥阴常多血少气，太阴常多气少血。""多血"的三经为太阳、阳明、厥阴，故最宜放血。"少血"之经则不宜放血或应少量放血。

四、得气为度

无论何种针刺手法，只有恰到好处的针感方能取得好的疗效，而针感包含了"得气"和"气至病所"两个方面。《灵枢·九针十二原》指出："刺之要，气至而有效。"同样，《标幽赋》云："气速至而速效，气迟至而不治。"由此可见，古代医家强调取得疗效的前提是产生针刺的特殊感应。《灵枢·九针十二原》又云："小针之要，易陈而难入……粗守关，上守机，机之动，不离其空，空中之机，清静而微，其来不可逢，其往不可追。知机之道者，不可挂以发，不知机道者，叩之不发。知其往来，要与之期。"古代先贤指出，必须掌握针刺时的得气状况并了解针下感应的变化，才能把握恰到好处的针感，此为影响针刺效果的重要因素。

五、取穴数量适宜

穴位之间有协同及拮抗作用，在穴位主治范围和功能上可能有互相重叠的部分，也就是不同腧穴的"靶"器官系统常有相互重叠。所以选择不同的腧穴进行刺激时，可对其共同的"靶"器官系统产生作用，而其性质及程度可能相同，即表现出协同作用，亦可能相反即表现为拮抗作用。由此应重视在配穴时，必须熟练掌握腧穴的主治及功效特点，充分利用不同穴位在作用方面的相互协同或拮抗，通过合理的配伍用穴，不但可提高临床疗效，还可克服或减少副作用。所以取穴能少则少，充分发挥穴位的"放大"效应，避免穴位之间的拮抗作用。

六、针灸宜忌

1. 针刺宜忌

应用针法治病时，要考虑施术部位、患者体质、病情性质、针刺时间等因素，有宜有忌。要从患者实际情况出发，避免发生不良后果。

2. 艾灸宜忌

（1）选穴少而精　杨继洲说："虽取穴之多，亦无以济人；

苟得其要,则虽会通之简,亦足以成功,惟在善灸者加之意焉耳。"

（2）灸法的程度 《医宗金鉴·外科心法要诀》上说:"皮不痛者毒浅,灸至知痛为止;皮痛者毒深,灸至不知痛为度。"[4]又说:"凡灸诸病,必火足气到,始能求愈。然头与四肢皮肉浅薄,若并灸之,恐肌骨气血难堪,必分日灸之,或隔日灸之,其炷宜小,壮数宜少。"

3. 放血宜忌

放血疗法属于强通法,不可妄施。从患者的选择到操作手法、部位的选择等方面,都应格外注意。

（1）患者 阴血亏虚的患者应慎用此法,如重度贫血、低血压、有自发性出血倾向或扭伤后血不易止者等都不宜选用。大汗及水肿严重者亦禁用。孕妇及有习惯性流产患者,也不可贸然放血。大劳、大饥、大渴、大醉、大怒者,应使其在休息、进食或情绪稳定后再予治疗,以免发生意外。《灵枢·血络论》曰:"脉气盛而血虚者,刺之则脱气,脱气则仆。"《灵枢·始终》指出:"大惊大恐,必定其气乃治之;乘车来者,卧而休之,如食顷乃刺之;出行来者,坐而休之,如行十里顷乃刺之。"不仅毫针刺法如此,放血尤应注意。

（2）手法 针刺手法不宜过重,针刺深度应适宜,禁忌针刺过深,以免穿透血管壁,造成血液内溢,给患者增加痛苦。

（3）部位 在邻近重要内脏的部位,切忌深刺。《素问·刺禁论》曰:"脏有要害,不可不察。"如胸、胁、腰、背、项部等处,应注意进针角度和深度,否则可造成生命危险。因动脉和大静脉不易止血,故此处应禁止放血。大血管附近的穴位也应谨慎操作,防止误伤血管。《素问·刺禁论》载,"刺臂太阴脉,出血多立死";"刺郄中大脉,令人仆脱色"。如果不慎刺中动脉,应立即用消毒干棉球按压针孔,压迫止血。

4. 火针宜忌

人体的大血管、内脏以及主要的脏器所在之处,当禁用火针。在火针治疗期间应忌食生冷,同时忌房事。火针治疗当天应暂不沐浴,以避免针孔部位感染。此外,针刺深浅与疗效也很有关系,《针灸大成·火针》中说:刺针"切忌太深,恐伤经络,太浅不能去病,惟消息取中耳"[5]。火针针刺的深度应由患者的年龄、体质、病情以及取穴部位的肌肉厚薄、血管深浅而定。

七、治标与治本

《素问·阴阳应象大论》指出:"阴阳者,天地之道也,万物之纲纪,变化之父母,生杀之本始,神明之府也。治病必求于本。"治疗疾病的本质就是使用各种方法达到恢复人体阴阳平衡的目的,即所谓"阴平阳秘,精神乃治"。人体的阴阳平衡是一种相对的状态,具有动态的和阶段性的。《素问·标本病传论》曰:"知标本者,万举万当,不知标本,是为妄行。"其中强调的"治病必求于本",即通过综合分析疾病的现象——症状证候,探求疾病的根本原因——病因病机,进而予以针对性的治疗,从根本上解除病痛。标本缓急包括急则治标、缓则治本与标本兼治。

临床上,注意近期疗效(治标)与远期疗效(治本)相结合,如疼痛患者要注意止痛与治痛的关系。

八、上守神

《灵枢·九针十二原》指出:"粗守形,上守神。"《灵枢·官能》亦云:"用针之理,必知形气之所在。"《灵枢·本神》强调:"凡刺之法,先必本于神。"神即人体生命活动的总称。神的概念有广义与狭义之分:广义的神指的是人体生命活动的外在表现;狭义的神即为精神意识思维活动。在临床上,对神的运用重在:① 医生在进行针刺时须精神集中,如孙思邈所谓"持针似握虎"。② 医生行针时要密切关注患者的精神变化和得气情况,以达"气至病所"的目的。③ 医生同时还要观察患者气血的盛衰,及时调整补泻手法。如此方能获得满意的效果。治疗的过程中,要求患者心无旁骛,专心治疗,同时应与患者建立良好的信任关系。此外,医生在治疗过程中,应心有定见,不可被患者的要求所左右,坚持自己的治疗思路。

从以上的讨论可以看出,影响针刺疗效的因素是多方面的,甚至包括经历、悟性等,故在针灸实践教学过程中,指导学生综合分析影响针灸疗效的因素是十分必要的。提高针刺疗效,应当注意辨证与辨病相结合,在针刺时采用适当的针刺手法,同时可并根据实际情况运用其他疗法,以期取得满意的治疗效果。

参 考 文 献

[1] 张仲景.伤寒论[M].北京：人民卫生出版社,2005：4.

[2] 陈无择.三因极一病证方论[M].北京：人民卫生出版社,1957：15.

[3] 喻嘉言.医门法律[M].北京：中国医药科技出版社,2011：18.

[4] 吴谦.医宗金鉴·外科心法要诀[M].北京：人民卫生出版社,
    2004：47.

[5] 杨继洲.针灸大成[M].北京：人民卫生出版社,1984：403.

第十四题 穴位与中药的对应关系

穴位与中药的对应关系，不仅偏向于功效，还与手法相关。

1. 解表穴位

合谷——升麻

阳溪——浮萍

解溪——白芷

昆仑——藁本

外关——柴胡

支沟——紫苏

大椎——羌活

复溜——细辛

经渠——荆芥

阳辅——防风

商丘——葛根

中封——薄荷

灵道——香薷

阳谷——桂枝

间使——秦艽

2. 调液（脂溶性物质）穴位

丰隆——半夏

内关——丹参

然谷——肉桂

侠溪——泽泻

足临泣——穿山甲

脾俞——砂仁

关元——小肠募穴，小肠主液——怀山药

血海——当归

少泽——王不留行

后溪——通督脉——威灵仙

中脘——党参

三阴交——茯苓

3. 调神穴位

归纳总结难！以下对应关系仅能看作类似、近似、也许……

百会——人参、磁石

神庭——天麻、朱砂

本神——珍珠母、龙骨

神门——夜交藤

神道——合欢皮

五脏俞——五味子

四神聪——酸枣仁、刺蒺藜

通里——远志

阴郄——柏子仁

人中——麝香

井穴——苏合香、石菖蒲

4. 调气(三羧酸循环?)穴位

太渊——吸氧——太子参、百合

气海——肾上腺皮质激素——甘草、黄芪

膻中——ATP、cAMP——大枣、炙甘草汤

建里——葡萄糖——五谷、饴糖、小建中汤

5. 调糖穴位

曲池——知母

内关——莲子

建里——黄芪建中汤

足三里——党参

三阴交——黄精、佩兰

6. 调血穴位

血海——当归

膈俞——玫瑰花、鸡血藤

中脘——党参

绝骨——熟地黄、何首乌

第十五题　肺主皮毛与硬皮病

　　硬皮病是一种以局限性或弥漫性的皮肤增厚、纤维化为特征,可累及心、肺、肾、消化道等多个系统的自身免疫性疾病。硬皮病患者的皮肤出现变硬、变厚和萎缩的改变,依据其皮肤病变的程度及病变累及的部位,可分为局限性和系统性两型。

　　局限性硬皮病主要表现为皮肤硬化;系统性硬皮病又称为系统性硬化症,可累及皮肤、滑膜及内脏,特别是胃肠道、肺、肾、心、血管、骨骼肌系统等,引起相应脏器的功能不全。硬皮病患者女性明显多于男性,比率约为3∶1,可发生于任何年龄,以20～50岁多见,其基本的病理变化是结缔组织的纤维化、萎缩及血栓闭塞性脉管炎等。

　　中医学认为,硬皮病属中医痹病范畴,有皮痹、风痹之分。皮痹为邪犯皮肤,症见局部皮肤变厚、肿胀、硬化、萎缩,以致皱纹消失、排汗障碍、色素沉着和脱失,可伴有瘙痒。风痹是邪犯皮肤损及内脏,初期自觉肌肉关节疼痛,皮肤增厚而紧、肿胀,肤色异常,先见于肢端,后发于全身,指、趾色紫,遇冷则加重;中期皮肤逐渐变硬,皱纹消失,变黑或色素脱失而变白;后期皮肤肌肉萎缩,僵如皮革,关节僵硬,功能受限,指、趾变形,甚至溃疡,皮肤变薄,伴有吞咽困难,或干咳、无痰,呼吸困难,活动后尤甚。

在 2009 年 2 月 3 日的某中欧硬皮病学术研讨会上,有位外国专家的报告认为,硬皮病几乎都有肺(呼吸系统)的病变。而中医学认为"肺主皮毛",如《素问·经脉别论》:"经气归于肺,肺朝百脉,输精于皮毛,其荣毛也。"《素问·五脏生成》:"肺之合皮也,其荣毛也。"认为皮毛的营养来自肺气的敷布,即由肺之余气——次级代谢产物提供营养。从现代观点来看:① 皮毛包括皮肤、汗腺、毫毛等组织,是一身之表,这与肺是与外界相触交换,是属于同一通外体系的。② 从呼吸机制的演变来看,如两栖类动物的皮肤就具有呼吸功能。③ 现代生理学也认为皮肤参与、协助机体的呼吸功能。

综合上述,笔者以为是否先因内在的肺出现病变,而后才表现为外在的硬皮病?

第三章　十五年之"梦"

——1984～1999年狂想录

　　说明：为将作者1984年至1999年间所思所想能够真实、完整地呈现给读者，本章节遵照原有内容，未做任何修饰。部分文字并非别字，而是刻意选用以表达特定意义；文中思维跳跃之处，也未做进一步解释说明。望读者细细品味，与作者同行，放飞思维，畅游医海。若有纰漏，敬请见谅。

《学科学》笔记本篇首语：

1. 对中西医关系的预言

中医可用西医解释,西医的分支分类可用中医统括。

中医注重调整,使邪不独居于身,强调正气,但不够精细,存在着机遇。西医过分偏面,有时甚至只知祛邪,忽视(负)付作用。

中医、西医同样是解释、治疗同一个人体,就一定可以互相渗透、解释,臻于完全通达。

中医是非常科学的,是现代科学所不能解释的科学。

西医若进行系统论时,必定要借助中医基础理论。

2. 学习如逆水行舟,不进则退

一九八四年孟春始

1. 肝主疏泄,疏通畅达气机的作用,宣泄全身气机。气机是指气的运动变化机制,是对人体脏腑功能活动基本形式的概括,如气化,一指津、气、血、精、液的相互转化,一是概括某些脏腑的特殊功能,"是以升降出入,无器不有。"此即指肝对物质代谢的作用,还包括肝的解毒功能等,通过肝的转化作用,使清升入各组织被利用,浊降出使废物等排除,通过疏转功能,使各组织的生理功能保持正常,新陈代谢功能正常。如把乳糜微粒变成脂蛋白,有利于脂的利用(进入组织细胞)。把 NH_3 变为尿素,有利于排出(浊降)。

2. 便秘(气虚),"欲降先升":此即在升结肠(或小肠升部)使其升上功能,肠道宽畅,使浊(粪便)先升而后易降(有物可降),具有升上功能,就像小肠有吸收功能一样,其范围更大一点而已。

3. 有的文章说中医没有发现胰脏,这简直是胡说八道,也是对中医最大的冤枉。其实中医的胰应包括在脾里面,诸如"胃主受纳,脾主运化",此"运化"即指胰对饮食物的消化分解功能。因解剖上可见胰与脾连在一起,这或许是"脾胰"为中医之脾的原因之一。中医也一定是经过了解剖才认识五脏六腑的,连小小的胆囊都能被发现。其功能可能是长期的经验积累,只不过在《内经》之后才成为"黑箱",使得中医在黑暗中摸索,屈曲不前。

4. 中医之脾还指淋巴(结)的功能,如"游溢精气,上输于脾",此游溢精气是指组织利用不了(从淋巴窦来)、有多的和乳糜微粒(溢)等精微物质,通过淋巴循环入肺,此即"脾气散精,上归于肺",是濡润肺(使肃降)的重要物质来源。如"脾统血"也是通过淋巴循环调节体液(代谢),若其功能障碍则使血管易于膨胀渗出,故脾虚出血证,其血量多,血色很淡(体液多)。

5. 肝气郁结,可喻为不良刺激影响了肝的疏泄代谢功能。

续3.《灵枢·经水篇》:"夫八尺之士,皮肉在此,外可度量切循而得之,其死,可解剖而视之,其脏之坚脆,腑之大小,谷之多少,脉之长短,血之清浊,气之多少,十二经之多血少气,与其少血多气,与其皆多血气,与其皆少血气,皆有大数"。

6. 命门火衰的患者,其病证与肾阳不足病症多属一致,治疗时补命门火的药物,又都具有补肾阳的作用,因此可以认为命门火就是肾阳,所以称之为"命门",无非是强调肾中阳气的重要性而已。《难经·三十九难》:"命门者,诸神精之所舍,元气之所系,男子以藏精,女子以系胞,其气与肾通"。其实"命门"就是肾上腺,肾上腺可分泌50多种激素,如醛固酮、可的松、性激素、Adr、NE等,就包括了以上的功能。

7. "食气入胃,散气于肝,淫气于筋",说明被消化的可吸收成分是经肝门静脉进入肝的,肝的代谢产物是充入于筋、出于爪的。

8. 肾主骨,是指骨骼生长主要是肾的作用,肾可使 VD_3 羟化成为活性物质:

$$VD_3 \xrightarrow[\text{羟化}]{\text{肝}} 25\text{-}(OH)\text{-}D_3 \xrightarrow[\text{羟化}]{\text{肾}} 1,25\text{-}(OH)_2\text{-}D_3 (\text{活性形式})$$

VD₃活性形式调节维持血钙血磷浓度,促进骨骼生长。这也是肝肾同源的一个方面。

9. 心移热于小肠所致小便短赤:小肠泌别清浊,肾小管的重吸收功能相当于小肠的功能,同性功能可能也有相似结构,故肾小管也有热(炎症、功能亢进)致使小便短赤,或许是这样。还有或:心火亢盛,下劫肾阴(水虚火不实),而致小便赤涩。

10. "医道虽繁,可一言以蔽之,曰阴阳而已"。"一阴一阳之谓道"。"阴阳者,天地之道也,万物之纲纪,变化之父母,生杀之本始,神明之府也。""阴阳者,数之可十,推之可百,数之可千,推之可万,万之大不可胜数,然其要一也"。"天为阳,地为阴"。"水为阴,火为阳"。"静者为阴,动者为阳"。"阳化气,阴成形"。"阴在内,阳之守也;阳在外,阴之使也"。"阳消阴长"。"阴消阳长"。"重阴必阳,重阳必阴"。"阴胜则阳病,阳胜则阴病"。"阴平阳秘,精神乃治;阴阳离决,精气乃绝"。"阴损及阳"。"阳损及阴"。"谨察阴阳所在而调之,以平为期"。"阳病治阴,阴病治阳。""人生有形,不离阴阳"。"善诊者,察色按脉,先别阴阳。"

11. 肝与目:肝开窍于目,《素问·五脏生成》:"肝受血而能视"。《灵枢·脉度》:"肝气通于目,肝和则目能辨五色矣"。这就说明了人之所以能发挥视觉功能,主要依赖于肝之阴血的濡养。如肝之阴血不足,则目干涩,视物昏花或夜盲症等。现代研究肝脏贮存的维生素 A(VA)为体内总量的

95％。能把 VA 原变成 VA，VA 参与视觉作用，当 VA 缺乏时，杆细胞内的视紫红质合成减少，暗适应力降低，而出现夜盲症。

12. 越鞠丸、独活寄生汤……不过示人以大法。

13. 倒经选用全当归。

14. 肾髓质的高渗状态，含盐的比例较大，故曰：肾味咸、咸先入肾。

15. 五心烦热：支配手足心汗腺的为肾上腺能纤维，其释放的递质为 Adr、NE，精神紧张易使汗腺分泌，所以五心烦热多属七情过度，五志化火，损伤阴液（尤以肾阴受损明显），因肾阴虚使阳亢，肾上腺激素分泌过多。

16. 血管紧张素 Ⅰ，在其存于肺组织（↗血）中的转换酶作用下，降解为血管紧张素 Ⅱ，血管紧张素 Ⅱ 主要有两方面的作用：一是使小动脉收缩，动脉血压升高，二是直接刺激肾上腺皮质分泌醛固酮。醛固酮具有调节水盐代谢的功能，功能不正常易致水肿等病。所以说"肺为水之上源"，"肺主通调水道"。——或许是其中一个方面。

17. 肾主纳气：肾上腺素可治哮喘（使平滑肌舒张）；肾排酸性物质，若功能不及，使血液呈酸性，则 CO_2 由肺释出明显增加。

续 9. 葡萄糖的重吸收与 Na^+ 的重吸收有密切关系。葡萄糖与转运蛋白及 Na^+ 三者结合形成复合物。肾重吸收功能为小肠功能的延续。（胚胎观点可否）

18. 暑必夹湿：人在安静时，在饱和湿度条件下，约在32℃时即可发生中暑，但在干燥的空气中，温度虽达45℃也不一定会中暑（《生理学》161页）。其实是水散为湿，湿为黏腻之邪，遏郁汗孔，影响了机体的散热，故湿度大才会（易）中暑。

19. 肝胃不和，肝脾不和（木克土）：从解剖方面看，肝气郁结（肝的疏泄升发功能不及）、静脉血不能及时输入肝脏，致使过多的静脉血停留于脾、胰、胃等部位，能量的来源减少（旧血不去、新血不来），所以临床上常见脘腹胀满，不思饮食（能量减少）等症状。

20. 食物的吸收，虽说部位在小肠，但还是通过乳糜管升吸作用来完成，乳糜管属于淋巴导管，淋巴又是脾所主（是脾的功能表现）。若吸收不良（障碍），精微物质过多地停积在下，就易发生泄泻。故曰"脾主升清"，"清气在下，则生飧泄。"

21. 肺主气，肾主纳气：在酸碱平衡方面的协同作用，肾排酸保碱有利于肺呼吸的正常进行，肺呼出 CO_2 也可调整肾的功能；肾上腺皮质激素（可的松）可缓解支气管痉挛，用治哮喘。

22. 锻炼可以延年益寿（生命在于运动）：植物神经系统就像一架自动机器，人自身不能察觉其运动，其运转也具一定限度，所以生命也有限度，如"胃气绝者死"就是指此。躯体运动可相应地抑制或延缓胃肠运动，可为其节省能源，延长其自动时间。所以，饮食无规律很易致病，我国人民就有晚上少吃的好习惯,这有利于减缓胃肠的运动,和尚都很会慎调饮食,斋戒养生,以达到延年益寿的目的,所以其寿命相对较长。

23. 木生火:肝脏是脂肪氧化过程中唯一产生酮体的器官,心脏等由酮体获得的能量约超过葡萄糖,肝组织中GPT>GOT,心肌组织中 GOT>GPT。

续 6. 相火、命门之火约相近似,命门的位置:"七节之傍,中有小心,是谓命门"。腰椎七节的旁边的中间部门——肾上腺。

24. 癌症死亡的原因:对癌症的恐惧也是一个重要因素,很多癌症患者总是抱着悲观态度——"不知能活到哪一天",思想总关注癌症灶这个部位——"意守"病灶,这也就将身之精气多集于病灶处,反使肿瘤增生加剧,以致很多癌症患者在发现癌后的极短时间就死亡,要是推迟发现或许生命能延长数几年。

25. 抽搐用醋、蛋(并壳一起)同炖服:OH^- 中毒易致搐搦,这样用醋酸可纠正碱中毒,又可使 Ca^{2+} 浓度升高,同时又为很好的营养品,可补身体之不足,真可谓标本兼顾,缓急相宜。

$$游离型\ Ca^{2+} \underset{H^+}{\overset{OH^-}{\rightleftharpoons}} 结合型\ Ca^{2+}$$

26. 燥应为阳邪:"水火者,阴阳之征兆也",其实燥邪就是空气过分干燥,缺乏水分,故曰"燥胜则干",即便有温燥、凉燥之分,也是因为燥邪兼夹其他邪气。

27. 自己体虚时,一被寒风所吹,两足沿足厥阴肝经循行部就会产生收缩挛急,故曰:"风主收引","风气通于肝"。

28. 九节菖蒲泻相火(减少性激素),治欲念过旺甚妙。

29. 柴胡、白芍郁证必选,但量不宜过大。

30. 六经辨证的伤寒传经(变)过程是否与菌群失调症有关:病原微生物(细菌)存在着共同抗原和特异性抗原,不由得想起中医学的"同病异治"理论。

31. 五脏六腑各有分属十二经,足太阴为脾胰合经,三焦包裹一腔之孤府。任脉主属生殖系统,督脉主属内分泌系统。经络的实质为神经的系统论。

32. 三大补穴释义:足三里,调整胃肠功能,增强对食物的消化吸收,使人体获得更多的营养精微物质。气海,调节性激素,减少性激素的合成,使精微物质多供组织利用,充实机体,强健体魄。关元,具有封关涩窍固精之功,精足则神旺,并促其回收化以为血,供机体利用,俗云"一滴精十滴血",可见固精的重要性。

33. 孤阳不生,独阴不长,阴平阳秘,精神乃治,阴阳离决,精气乃决。移植人工心脏,血液运行(阳)功能能保证,但是大脑的某些 N 元仍需要心脏分泌的物质(阴液)来滋养,以行使神志方面的功能。所以移植人造心脏,应将受植者的原体心脏加以培养,提出有效成分,定期注入受植者体内,以维持"神志"方面的正常效能,否则易出现心阴虚等方面的病症,如烦躁不安,记忆力减退,神志昏迷等,最后易致阴阳离决而死亡。

34. 病入膏肓:机体抵抗力减低引起疾病,由于疾病的不断发展(病原体不断繁殖),导致机体抵抗力每况愈下,细胞免疫功能逐渐衰微,最终影响胸腺,T细胞产生下降,终则细胞免疫崩溃,使病危重到无法挽回的地步。

如膏肓俞可能与胸腺有经络(N)联系。如:针刺膏肓俞可治疗痨病。

35. "全息律"是"生物体结构的全息律"之总称,是近年来我国生物学家张颖清同志创立的"假说",其内容是:生物体每一相对独立的部分,是整体的成比例的缩小。可将其用于解释脉理,及各穴位的功能,如"(多)二层信息重叠论"来解释阳池穴的功能,阳池穴属少阳三焦经,又位于掌背底端,所以其治疗睾丸鞘膜积液(炎)非常有效。如少商属肺经(肺位上),其又在指甲旁下,所以其治咽喉肿痛极效,另十宣治癫痫、昏迷(头脑病)亦然也。

36. (缺)

37. 命门探讨——试述命门为肾上腺

命门学说是脏腑学说的组成部分,命门,有生命之门的含义,它是人体生命的根本和生命的要素。命门是中医学生理方面的一个重要问题,中医重视命门,认为它是维持生命的根源。在长期临床实践中用培补命门的方法治疗某些疾病,取得了显著疗效。

命门是生命之根,包括真阴和真阳,产生动气,通过脏腑、经络,达脑,通骨髓,走四末,温皮肤腠理等,在维持人体的正常生理上,起着主导的作用。

命门的作用,概括而言:① 命门为元气的根本,是人体产生热能的发源地,如《景岳全书》云:"天之大宝,只此一丸红日;人之大宝,只此一息真阳。"虽说有人实验证明,切除肾上腺不会致死,但这与阴天雨天冷天很久,人类能照样生存其理一样,也是由于人体具有余蕴的物能之故。② 能帮助三焦的气化,三焦为元气之别使,三焦的"焦"字有"热"的含义,这种热就是来源于命门之火,通过气化的作用来体现,也就是各脏腑功能活动的余热把水分蒸发上输于肺,起到升清的作用。③ 命门之火有暖脾胃,帮助饮食消化的作用,肾阳温助脾阳,若命门火衰易导致完谷不化,五更泄泻等病证。④ 和人体的性功能和生殖系统密切相关,命门之火(属相火)不足或偏亢,均可产生病态,如《难经·三十六难》云:"命门者,诸神精之所舍,元气之所系也,故男子以藏精、女子以系胞"。⑤ 有纳气作用,与呼吸系统的功能密切相关,如肾虚之哮喘。

陈士铎在《石室秘录》中把命门的功能叙述更为详细:"心得命门而神明有主,始可以应物;肝得命门而谋虑;胆得命门而决断;胃得命门而受纳;脾得命门而能转输;肺得命门而治节;大肠得命门而传导;小肠得命门而布化;肾得命门而作强;三焦得命门而决渎;膀胱得命门而收藏"。他根据《内经》十二官的作用,论及命门为各脏腑活动的根本,命门有损害则各脏腑的生理功能均会受到影响。人体的各组织器官,均受到肾上腺能纤维的支配,所以肾上腺释放激素的多少,对各脏腑组织均有影响。由上可见肾与命门亦是不同的,"肾"是指肾脏和生殖系统,如睾丸素有"肾子"之称。而且直接支配肾上腺的神经纤维是交感 N 节前纤维(胆碱能纤维),这也是阴阳互根的一个体现。

李梴《医学入门》云:"人两肾之间,白膜之内,一点动气,大如筋头,鼓舞变化,开阖周身,熏蒸三焦,消化水谷,外御六淫,内当万虑,昼夜无停"。还有《难经》曰:"生气之原者,谓肾间动气也;此五脏六腑之本,十二经之根,呼吸之门,三焦之原,一名守邪之神,故气者人之根本也"。如秦伯未在《命门探讨》中叙述命门与督脉的关系如下:督脉主一身之阳,它的循行路线根据《内经》营气篇十二经始于肺终于肝,接任脉,再接督脉,或不接任脉而再始于肺。《骨空论》指出督脉属肾,合膀胱,贯脊上脑。这说明命门为督脉行经之处,命门阳气,即通过督脉传达十二经,同时也通过督脉与脑和肾取得密切联系,并与膀胱发生气化。同时,阳气(肾上腺素)也可通过 N 纤维运转,达于三焦,故曰"三焦为原气之别使"。这也可以看出,督脉阳气(命门真阳)对十二经运动起着调摄,由此可见先天(命门元阴元阳)与人之寿命密切相关。以上可能说明肾上腺激素的释放是通过支配肾上腺的神经(动气)而布散全身(尤先注于脑——神经)。

据上海第一医学院藏象专题研究组有关肾的研究,发现六种不同的疾病,经辨证为肾阳虚者,均有尿 17 -羟皮质类固醇值低下的现象,在采用 AGTH 二日静脉滴注试验后,发现肾阳虚患者半数为延迟反应,提示肾阳虚患者有垂体-肾上腺皮质系统兴奋性低。以此假定再试用临床,在虽有明显症状的肾上腺皮质储备功能低下或长期用激素不易撤去的哮喘患者(这类患者已知有垂体-肾上腺皮质系统兴奋性低下,试用前撤去激素)的二种疾病例证中,采用补肾疗法获得显著疗效,说明这一假定得到了实践的初步验证。

命门火衰的患者,其病证与肾阳不足病症多属一致,治疗时补命门火的药物,又都具有补肾阳的作用,因此可以认为命门就是肾阳,所以称之为命门,无非是强调肾中阳气的重要性而已。

《三十六难》云:"肾两者,非皆肾也,其左者为肾,右者为命门……故知肾有一也。"但实际上两肾从外形到组织结构均无差异,故此为"左肾右命门"不可能是正确的。

以下就探讨命门的位置:

《素问·刺禁论》曰:"脏有要害,不可不察……膈肓之上,中有父母。七节之傍,中有小心。从之有福,逆之有咎。"其"小心"即是后世谓之"命门",从以上看来,命门也是可见的脏器,其形状似小心,这与肾上腺是相同的,其位置是位于第七椎节的旁边的中间部位。这"七节"或许可作以下两种解释:

(1) 在《伤科汇纂》"合面不致命骨图"(P34)中,将椎骨分为"颈项骨六节","脊背骨六节"和"脊膂骨七节","腰骨五节",肾上腺也概位于"脊膂骨七节"(胸 12 椎)之旁的中间部位。因只"脊膂骨才有七节",故简称为"七节之旁。"且书中说道:"今校各书所载,统绘图中,详注骨下,以便阅者参考而归于一也"。所以现暂不知此图出于何处,与其将椎骨这样区分的道理。

（2）从人体解剖上来说,成年后,骶椎合成为一块,构成骨盆的一部分,骶椎与腰椎的形态特征就不同了,这可能是古代医家不把它与腰椎等一样看待,这样若从腰椎开始数节,肾上腺也就处于"七节"(胸 11 椎)之旁的中间部位。

以下就有关肾(命门)之生病理的可能解释叙述一下。

（1）肾阴与肾阳(一定是一方面):肾上腺髓质细胞分泌的激素有两种——肾上腺素和去甲肾上腺素(肾阳)。两种激素主要通过两种酶的作用而失活,即单胺氧化酶(MAO)及儿茶酚氧位甲基转移酶(COMT)(肾阴)。前者主要存在于肾上腺能神经末梢的线粒体上。肾上腺能 N 纤维末梢所释放的去甲肾上腺素,被重新摄取进入神经末梢后,有部分即被 MAO 所破坏。COMT 在一般组织细胞内都有,特别在肝脏和肾脏内颇丰富(肝肾同源)。血流中的肾上腺素和去甲肾上腺素主要被这种酶所破坏。

五脏之阳,非肾阳不发,即指肾上腺素(能 N 纤维)对各脏腑的功能起着调节、主导作用。

五脏之阴非肾阴不滋,即指五脏功能亢进由肾阴才能使其平稳而不亢(抑制 N 兴奋过度),此即阴阳之"亢则害,承乃制"的关系。

（2）命门火衰与肾阳虚：命门火衰是肾阳虚的加重，导致了肾上腺髓质功能低下。肾上腺皮质激素能促进胃酸分泌，肾上腺素又能减缓胃收缩，且 N 纤维引起兴奋产热（肾上腺能 N）达到易腐熟水谷作用。若皮质功能低下，则胃酸分泌减少，严重时易导致完谷不化。若髓质功能低下，则分泌激素减少，在五更时分，阳气发越（外周肾上腺能 N 纤维兴奋增强），髓体不能满足机体肾上腺素的一时急需，使内脏之阳（肾上腺素）很快减少，不能抑制胃肠蠕动达到平衡，致使 AChN 纤维兴奋↑，胃肠剧烈收缩，而致五更泄泻。此时阴阳交替，病变也必由阴阳不和所致。

（3）戴阳证：即真寒假热之脱证，阴盛阳不能入于里，阴阳格拒，此时用四逆汤作为急救用，在于用附子壮命门之火（肾阳）抑阴以济心火，这与用肾上腺素治心力衰竭之理也似类同。再如肾阳虚，肾不纳气之哮喘证，用肾上腺素就可对抗组胺引起的支气管平滑肌痉挛肿胀大，而起治疗哮喘作用，中医也可用金匮肾气丸等壮肾阳药来治疗这种疾病。

设使肾上腺非命门，则人体命门之功能何脏、腑、腺所能为？故知命门即是肾上腺也。

原气（之气）包括元阴和元阳之气，乃先天之所化生（细胞）：赖后天摄入营养不断滋生。"原气"发源于肾（包括"命门"）藏于脐下"丹田"借"三焦"的道路敷布全身，推动脏腑等一切组织器官的活动，可以体会为人体生化动力的源泉。

△ 命门者,为三焦之根,十二经元气之海,藏精施化之具,系胞受孕之处,为人生命之原,故曰命门也。

肾阳虚

皮质功能减低   髓质功能减低

命门火衰

激素传化藏于丹田图:

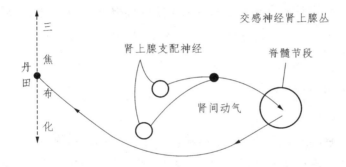

38.《西游记》载道:只见孙悟空抓下一把毫毛,往手中一吹,喝声"变",瞬间即变出了百十个与悟空一个模样的人,围着老妖魔杀得难解难分。且看今天科学发展的细胞全能学即机体的每个细胞在特定条件下都能发育生长成一个完整的机体。如取受精卵之细胞质注入机体的其他单个细胞再用某个特定条件配养,是否可发育成一个完整的人体。"人始生,先成精","两神相搏,合而成形,常先身生,是谓精"。

39. 心藏神,肺藏魄,肝藏魂、脾藏意、肾藏志,释例:日本东京大学教授轻部征夫在最近召开的第一届国际生物工程会议上宣布,他们试制生物元件模型获得成功,确认从马的心脏中取出分子量约一万的蛋白质细胞色素 C 可作记忆元件,人难道不是如此吗? 大脑记忆细胞必然受着心产生的物质的给养,从而维持人体的记忆功能,有说记忆能化学合成这也是有道理的,在临床上若心阴虚(N 衰弱)会伴有记忆力减退(健忘)等症状。其他脏器也可臆想类推。

40. 中医认为雀斑等色素沉着为火郁经络血分,风邪外搏,血脉阻滞,气血流通受到障碍所致,组方以凉血化瘀,清热解毒为主——白丁香雀斑露。自拟方如下:白茯苓 1 斤,川贝 8 两,白附子 1 两,白芷 5 两,菟丝子 1 斤,白术 3 两,茺蔚子 1 两,黄芩少许,蜜丸,须内服外洗,另须加用促发生长剂外搽。

41. 尝忆皮先生谓:槟藻散可治丝虫病之乳糜尿,但未知其理。愚以为:丝虫为患,以淋巴为居处,海藻可祛除痰涎黏结,槟榔驱除丝虫,二药同心协力,共达疏通淋巴管之功,故乳糜尿自愈。

续 19. 肝气郁结(情志不畅)→内分泌功能失调→肝之疏泄功能(物质转化及排泄胆汁)不及,精微不化生而不能被机体利用,血浓度(包括吸收的物质)恒偏高,必然影响吸收→消化功能,脾运化受阻,食物消化不全,淋巴升吸障碍,清气阻于肠间,不通则痛,而易致痛泄,肝脾不和症现。胆汁不足,则脂肪乳化障碍,必致碍胃,而现腹胀纳呆,嗳气,浊气不降,则生䐜胀。(从物质代谢方面讨论)

42. "麻沸散"药理设想：酒（乙醇）＋洋金花（＋×）$\xrightarrow{\triangle}$乙醚＋莨菪类，这也即是药物的增效作用，东莨菪碱因扩张微血管，改善微循环而具有抗休克作用，所以疗效显著，作用安全，另需配入防创面出血药（少许），就有可能寻出真实"麻沸散"。

43. 治疗精神病（神经病）的简法设计：测经络电性改变，采用经络穴位刺灸（注射）疗法，选用中医的治精神病穴位，疗效可立竿见影。

43. 阳、气、火精释：肾阳——Adr，原气——DA，相火——NE，肾气——皮质激素。

44. 面尘外用方：白芥子 1 份、云茯苓 5 份和末熨。

45. "天人相应"妙解：万物皆由天地之气化生，万物皆负阴而抱阳，人体适应自然界的发展规律而生存，是自然界长期发展的产物。"从之有福，逆之则咎。""从之则治，逆之则乱。""从之则生，逆之则死"。

46. 论鬼：俗言某人被鬼"找到"了，后得病（不治之症）而死，死后又变成恶鬼害人，由此可知，此"鬼"不能被人所见，不见其形，不觉其行，只能由人去想象，但现代科学的成就却发现它，所谓鬼者，病原微生物也。（一论）

续 46. 鬼，亦为某些不解的自然现象，如磷火，天然硅磁电子录声音，某些场可固定不移，某些现象可以重复发生，将不解归曰鬼所为。（二论）

续 46. 人们将某些幻觉，因不知其故，如常有些精神病患者幻见人，幻觉言，也将其称为鬼。（三论）

续 46. 比喻某些可怕的人或物，如常称魔鬼为青面獠牙，张牙舞爪，害人妖精等，把这些东西也称为鬼。（四论）

47. 人体能处于一个密固状态（整体完整形）主要是由于拟肾上腺素等的缩收作用，"阳者，卫外而为固也。"

48. 多巴胺是合成其他儿茶酚胺的前体，在外周肾、肠系膜等血管还存在有 DA 受体，此即"真气者，所受于天，与谷气并而充身者也"，"三焦为元气之别使"（此三焦即肠系膜为下焦）。

49. 元阴，真阴即为儿茶酚氧位甲基转移酸（COMT），"五脏之阴非肾阴不能滋"，此五脏之阴为单胺氧化酶 MAO。两者互相调节补充。

50. 脾脏可能具有胆碱合成酶或是抑制胆碱酯酶活性之作用，如脾主肌肉、四肢，骨骼肌为 N_2 受体，脾之阳气虚常见肢体乏力，眼睑下垂。

51.《经脉别论篇第二十一》："食气入胃，散精于肝，淫气于筋。食气入胃，浊气归心，淫精于脉。脉气流经，经气归于肺，肺朝百脉，输精于皮毛。毛脉合精，行气于府，府精神明，留于四脏，气归于权衡，权衡以平，气口成寸，以决死生。饮入于胃，游溢精气，上输于脾，脾气散精，上归于肺，通调水道，下输膀胱，水精四布，五经并行，合于四时五脏阴阳，揆度以为常也。"陈无咎《内经辨惑提纲》按曰："（一）此篇名曰《经脉别论》,而所论者,则为五脏津液之运输,及筋脉精气所流行。(二)本篇立论至为精湛,惟后段忽论三阳穴俞、三阴脉搏,既有错简,亦见厥文"。愚以为:此按亦有自取其咎之处。其实《经脉别论》是有别于十二经脉而论,所论亦为血液循环(营养)系统和淋巴系统的功能等,可以确定十二经脉不是血管和淋巴,血管和淋巴只可能成为十二经脉的辅助成分。

52. 相对环状论(循环往复):《灵兰秘典论第八》:"至道在微,变化无穷,孰知其原。窘乎哉,消者瞿瞿,孰知其要。闵闵之当,孰者为良。恍惚之数,生于毫厘;毫厘之数,起于度量;千之万之,可以益大;推之大之,其形乃制"。

53. 经穴——神经元定性定位(效能)

首先说明一下,笔者是在确认谢浩然老师所著《经络结构探索》所论经络实质(就一定层次而言)为正确的前提下提出的推论设想。

(1)经络必以 N 为主导 分肉间隙(疏松结缔组织)固然可说是外周的经络实质,但如果失去了 N 的支配,经穴相应的效能就会丧失。

(2)经络脏腑相关理论(略)

(3)五输穴的功能与递质效应的相似性 五输穴功效:井主心下满,常用治疗神志昏迷等症;荥主身热;输主体重节痛;经主喘咳寒热;合主逆气而泄,合治内腑。递质效应:(抗GABA 类)GABAT 解除 GABA 对 N 元的抑制作用,提高 N 系统兴奋性;Adr 对内加强代谢(引火归元),对外扩张血管,加强散热作用；NE加强代谢，产能增加，驱（解）除寒冷；组胺作用于腺体分泌（调节）；ACh主要调节内脏腑功能。

另外，原穴似与DA效能近似，阴经"以输代原"应改为"以原代输"。

其他经穴亦一定可以找到与其相应的N递质属N元。

（4）必有感觉N系统参与　中医学认为：精、气、神是构成生命活动的最基本物质，"精"可认为是功能N元系统（包括递质）；"气"可认为是产能系统（包括能），那么"神"就可确定为感觉N系统（包括精神思维意识活动等）。如果在没有意识的情况下，针刺穴位是不能得气的。也有的"神"可抑制感传，如思虑过度则感传受抑，此与"思则气结"完全相符。

（5）N元系统（不包括意识N元）的递层再分　如果把N元系统分而别之，别又再分，可知其越分越细，层次越复杂。由头（针）系统、耳（针）系统、目系、脉诊系统终至形成有代表性的学说——（生物）全息律。

54. 癌症治法

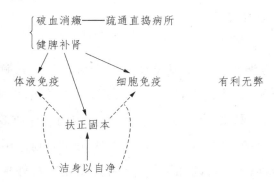

55. 相对环循论:《五运行大论》:"酸生肝,肝生筋,筋生心……苦生心,心生血,血生脾……甘生脾,脾生肉,肉生肺……辛生肺,肺生皮毛,皮毛生肾……咸生肾,肾生骨髓,髓生肝……"

56. 试述中西医对肝的认识的几点联系。

(1)肝的形态与位置

中医观点:《难经集注·四十四难》:"肝者,据大叶言之,则是两叶也。若据小叶言之,则多叶也。"《针灸大成》载:"肝,其治在左,其脏在右,胁右肾之前,并胃附脊第九椎。""胆在肝之短叶间。"

现代解剖:肝是楔形,在膈面借镰状韧带分为左、右两叶;脏面有左右两条纵沟和一条横沟,相互连成"H"形,将脏面分为四叶:横沟前方为方叶,横沟后方为尾状叶,右纵沟右侧为右叶,左纵沟左侧为左叶,右纵沟的前半有一浅窝叫胆囊窝,容纳胆囊,肝大部分位于右季肋部和腹上部,小部分延伸至左季肋部,上界与膈穹一致,膈位于第9胸椎上下。

(2)肝与目

中医:肝开窍于目。《素问·五脏生成篇》:"肝受血而能视",《灵枢·脉度篇》:"肝气通于目,肝和则目能辨五色矣。"这就说明之所以能发挥视觉功能,主要依赖肝之阴血的濡养。如肝血不足,则夜盲或视物不明,肝阴不足则两目干涩。

西医:肝脏是人体内含维生素较多的组织。肝脏贮存的VA约为体内总量的95%,且能把维生素A原(胡萝卜素)变成维生素 A，VA 参与视觉作用，由其活性形式 11 - 顺视黄醛构成视紫红质的成分。当 VA 缺乏时，杆细胞内的视紫红质合成减少，暗适应力降低，而出现黄昏时视物不清的夜盲症。

（3）肝与血液

中医：肝藏血，是指肝脏具有贮存血液和调节血量的功能。当人体休息和睡眠时，机体的血液需要量就减少，大量的血液则归藏于肝。当劳动或工作时，机体的血液需要量增加，肝脏就排出其储存的血液以供机体活动的需要。王冰注释《素问·五脏生成》说："肝藏血，心行之，人动则血运于诸经，人静则血归于肝脏，肝主血海故也。"

西医：肝脏的血液供应丰实，有两个来源：门 V 及肝 A，流入的血液均须经过肝血窦，肝血窦内的血液是混合性的，每小时通过肝血量达 100 升，血窦是扩大了的毛细血管，肝血窦亦是肝内的特征毛细血管，具有储存和调节血量的功能。

（4）肝与胆及黄疸

中医：胆附于肝，经脉互相络属，胆汁来源于肝，是肝之余气，胆病也常影响及肝，终则肝胆俱病，如肝胆湿热所致黄疸，黄疸的种类很多。

现代实验研究证实：胆汁是由肝 C 生成的，后由肝管流出，经胆总管而至十二指肠。肝胆共同参与胆汁代谢，正常情况下，体内胆红素不断生成，又不断随胆汁排出，处于动态平衡状态，一切能引起胆色素生成，解毒与排泄三个过程的任何一个环节发生障碍，都可产生黄疸，如溶血性黄疸，阻塞性黄疸,肝C性黄疸。现主述肝C性黄疸:其主要是由肝实质C病变,肝C受损,肝功能减退,使肝对胆红素摄取、结合和排泄发生障碍,一方面肝脏不能将未结合胆红素都转变成结合胆红素,使血中未结合胆红素增加,另一方面,病变区压迫胆管,已生成的结合胆红素可经坏死细胞返流入血,血中结合胆红素亦增加,这样就引起了黄疸。其致病原因很多,可由溶血性黄疸、阻塞性黄疸转变而来,又可由病菌、病毒、毒素、肝癌等引起,但都是使肝C(功能)受损,如黄疸性肝炎。

(5)肝与肾

中医:肝藏血,肾藏精,肝血有赖于肾精的濡养,肾精也不断得到肝血所化之精的填充,精血是相互滋生的,有"精血同源","肝肾同源"的说法。如肾精亏损,可导致肝血不足;反之肝血不足,也可引起肾精亏损,常见肝肾两虚证,肝病及肾亦叫"子病及母"。肾主骨与肝之功能亦有关系等等。

西医:现代医学也对肝病及肾的肝肾综合征进行了很深的研究。(略)

另外,如 VD 必须在体内活化才能起作用,而其活化的过程就是先在肝后在肾进行的;肾产生的促红C生成酶对肝的促红C生成素原有激活作用。

(6)肝与肺

中医:其关系主要表现在气机的升降方面,肝主疏泄、升发,肺主气、主肃降,一升一降,共同完成人体气机升降过程,若肝气郁结,郁久化火,循经上行,灼伤肺津,出现胁痛、易怒、咳逆、咯血等症状的"肝火犯肺。"

西医:《肝硬化的肺脏改变》中载有:肝硬化是多种原因损害肝脏,引起肝内结缔组织增生,正常结构被破坏,肝质变硬的一种慢性肝病。其影响肺功能如下:藤原谦太对 22 例肝硬化患者进行了肺功能研究,发现肝硬化有食管静脉曲张者的肺活量,功能残气量,补呼气量,弥散量及弥散量/肺泡通气量均较健康者明显减退。肝硬化无食管 V 曲张者的弥散量和弥散量/肺泡通气量,也较健康者明显减损。第 1 秒用力呼气量则无明显变化,形成肺活量,功能残气量和补呼气量变化的主要原因有间质水肿,分流血管增加,肺弹性受影响。肝硬化时血浆胶渗压下降,腹部淋巴汇集到胸部淋巴;肝脏代谢障碍使内毒素和组胺活性增加,造成毛细血管渗透性增加,门 V 和肺 V 分流促使肺内水分发生潴留(《国外医学》内科分册,1984 年 8 期 369 页)。这些病例若按中医辨证,还影响了脾的运化功能,致使水液代谢障碍。

57.《素问·评热病论》:"月事不来者,胞脉闭也,胞脉者,属心而络于胞中,今气上迫肺,心气不得下通,故月事不来也。"此胞脉即指子宫的血脉,心主血脉,由于"气上迫肺"的原因,致使心气不能下达胞宫,子宫中的血脉生长发育障碍,所以月事不来。

58. 胞宫为冲任之脉所主,蕴蓄调节十二经脉的气血津(精)液,月事来潮主要是由于五脏六腑,四肢百骸等全体的精液气血盈余共同作用于胞宫的结果。不尔胎儿生长发育何具完整性（即不会缺乏什么）。

（此用全息律解释亦可）

59. 相对环状论：五行生克制化图。

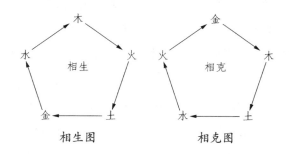

相生图　　　　　　　相克图

60. 天癸是促使人体生长发育和生殖功能，维持妇女月经和孕育所必需的物质，它来源于男女之肾精，受后天水谷精微之滋养而逐渐充盛。肾精可喻为是"先天之本能"（其一；其二先天之具有。功能与结构亦是并存一体的）如《脑的控制与改良》："这种旧脑结构，现在仍指挥着我们的求偶、性交等机制。"天癸的实质可认为是："旧脑结构→促性腺激素释放激素→促性腺激素→性激素→生殖之精"的整体（畅通）机制。

61. 相对环状论：《灵枢·营卫生会第十八》："黄帝问于岐伯曰：人焉受气？阴阳焉会？何气为营？何气为卫？营安从生？卫于焉会？老壮不同气，阴阳异位，愿闻其会。岐伯答曰：人受气于谷，谷入于胃，以传于肺，五脏六腑，皆以受气，其清者为营,浊者为卫,营在脉中,卫在脉外,营周不休,五十而复大会,阴阳相贯,如环无端。卫气行于阴二十五度,行于阳二十五度,分为昼夜,故气至阳而起,至阴而止。故曰:日中而阳陇为重阳,夜半而阴陇为重阴。故太阴主内,太阳主外,各行二十五度,分为昼夜。夜半为阴陇,夜半后而为阴衰,平旦阴尽,而阳受气矣。日中为阳陇,日西而阳衰,日入阳尽,而阴受气矣。夜半而大会,万民皆卧,命曰合阴。平旦阴尽而阳受气,如是无已,与天地同纪。"解释:营气循行是:营气始于手太阴肺经,沿着十二经脉运行,于平旦复会于手太阴经;卫气循行是:始于足太阳膀胱经,昼行于阳经,夜行于五脏,亦于平旦复会于足太阳经。营卫二气在夜半子时相会于内脏,昼夜运行,如环无端。

62. 癌变机制:阴虚阳亢,阳强加于阴,阴愈亏,造成恶性循环,又加之脾虚,运化功能和卫外功能不及,致燥痰瘀互结变为癥瘕。

现代解释:阳亢——细胞代谢和分解过旺,机体抑制和供应的物质不足,细胞分化低,癌变程度高,加之免疫功能低下,所以病变渐成癌症,治法宜滋阴活血,健脾化痰。随五脏阴阳分治。或拟方:玄参、生地黄、麦冬、蒲黄、怀山药、北沙参、白芍、白花蛇舌草、川贝母、茯苓、石斛(阴虚癌变;机制之一)。

63. 睡眠机制:人与天地相应。

"阳入之阴则寐,阳出之阴则寤",卫气在平旦复会于足太阳经(睛明穴)则寤。

卫气行阳则寤

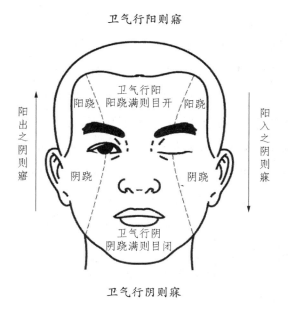

卫气行阴则寐

65. 失血之脉,总以细弱和缓者为易治,数大弦急者为难治:细弱和缓为脉证相顺故易调治;数大弦急为血管表现出缺血痉挛或动脉粥样硬化破裂失血,如此易致失血性休克故病难治。

67. 玄参可参与免疫变态反应,增强机体消除异物的能力:如血栓脉管炎主用玄参与银花,尚有消瘰丸等。其有强大的抗癌能力(阴虚),为治癌症妙药。

68. 狭义相对环循论与广义相对环状论的一致性:宇宙无限,纷繁芜杂,不可穷尽,然一切事物莫不是相对的,两个对立面共处于一个统一体中才能构成一个完整的体系(事物),有利必有弊,有好必有坏,美丑等等一切都是且只是相对的,物极必反。喜马拉雅山可谓是最高,然而相对于地球的另一面亦是最低点;任何事物的结构都是首尾相接的环状体系,一环(节)紧扣一环(节),其间也包括凹面和凸面等不规则曲折形状;事物都无时不在变化发展着,其运动形式是循环往复地进行,每次变化都是重复一个周期且向前发展一步。

狭义,一方面指静止是相对而言,另一方面指认识事物只能在一定的限度内,周而复始,循序渐进,无有终时。广义,一方面指运动亦是相对而言,另一方面指一切事物都是有对立面的互相转化。若广义相对环循论其实质是神妙莫测,虚无缥渺的虚无主义。

69. 治近视眼方法设想:针刺(意守)大敦与期门半小时,意守眼睛(睛明穴)半小时,收敛精气,服用鱼肝油和苍术,绿色是眼睛的良药。

70. 治衄血妙法:凡阴虚火旺之衄血,先揉拿涌泉(兴奋肾经),再按揉阴经合穴(合 ACh)以达速速通降泄火之功,则衄血迅止,后则宜以保养精气为妙,否则易致腰酸骨楚等难忍之症。

71. 心藏神,心不能受邪,而以心包代为受邪,如 39 述,心肌细胞可产生记忆元件,此神,即指心主记忆系统,总统人的神志活动,心包是指主载记忆系统(和心电系统)以外的心(包膜)等组织,其可影响神志活动,如热入心包(功能过亢)引起神志昏迷。

72. 津液浅释,《决气第三十》:"何谓津? 岐伯曰:腠理发

泄,汗出溱溱,是谓津。何谓液? 岐伯曰:谷入气满,淖泽注
于骨,骨属屈伸,泄泽,补益脑髓,皮肤润泽,是谓液。"其实,
"津"就是水溶性液体物质(体液),静点生理盐水从中医角度
而言应为补津,"液"是脂溶性液体物质,其性浓稠滑腻。

$$津液——水谷之气\begin{cases}津——阳——清薄(无机、透明,分子量小)——外泄\\液——阴——浓稠(有机、纯亮,分子量大)——内养\end{cases}$$

一般来说,脂溶性的弱电解质(不易解离的)容易入脑,一
些具有中枢作用的药物大都具有这种属性。相反,水溶性物
质,特别是与血浆脂白质结合的物质,则很难进入脑内。

73. 良导络易解:分肉间隙(疏松结缔组织)是经络外现
的运行气血阴阳的通道(波导管系统),既然是疏松的组织,其
所含体液就一定较其他组织多,既然其电解质含量多,形成良
导络的现象也是可想而知的,同样可知,它也成为运行气血津
液阴阳的特殊管道系统。

74. 六淫释:

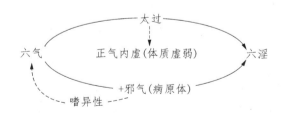

75. 营卫释:"人受气于谷,谷入于胃,以传与肺,五脏六
腑皆以受气,其清者为营,浊者为卫,营在脉中,卫在脉外,营
周不休,五十而复大会,阴阳相贯,如环无端。卫气行于阴二

十五度,行于阳二十五度,分为昼夜,故气至阳而起,至阴而止。"

清——营气柔和的特性,"水谷之精气也"。

浊——卫气的刚悍之性,水谷之悍气也。

营气是指由饮食中化生出最精纯的营养物质,与现代消化吸收等的营养物质是一致的,可化生各种必需的物质;卫气是指免疫等人体自卫系统,清除代谢异物,过则为害,"其循皮肤之中(各种吞噬细胞),熏于盲膜(胸腺免疫功能),散于胸腹(脾——淋巴、阑尾免疫功能)"。其旺以昼夜而分内外。卫气运行与丝虫病患者血中丝虫的昼夜分布联系(略)。

76. 能量的形式改变只有通过作用于物质或物质间作用才能成为可能,如存在有光←→电←→波←→声←→动力等等的能量动态互变关系。人体练气功可出现多种现象与物理学上的道理是一致的。

77. 卫尚有能之作用,卫外、致热、慓悍之性格,NA、皮质激素卫外而为固,耐受力↑↑↑。卫气内伐,烦躁失眠。能＋自卫＝卫气。

78. 非阳痿滑精,岂可灸气海;非四肢逆冷,怎能灸丹田。否则易致劳嗽失精之症,若一定要灸用,灸后一定要刺三阴交以泻相火等。

79. 从虚证受邪可以看出,病原体嗜异性＞病原体排他性。

链激酶等可破坏经络入脏腑的选择性通路。

80. 木克土再议：肝脏合成胆碱酯酶,破坏 ACh 过快,则胃腑平滑肌收缩减弱,造成胃气不降的腹胀。脾脏会生成胆碱乙酰化酶,与其相对抗也是动态平衡,失稳则病。

脾促进 ACh 合成,需丙酮酸为原料,若肝郁虚则丙酮酸生成减弱,易致肝郁脾虚。

81. 医宗既言"肝肾同源",若从发生学观点进行探讨验证,笔者想这应该是对我们感兴趣的。

82. 双向调节作用示解：

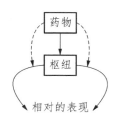

83. 所谓"虚"就是一个加强场的观念(概念)。

84.《素问·阴阳应象大论》："壮火之气衰,少火之气壮;壮火食气,气食少火;壮火散气,少火生气。""壮火食气,气食少火"与"夜热早凉"同理,此"火"指 NE;"壮火散气,少火生气"与"朝热暮凉"理宗一源,此"火"指 Adr。"气"指元气 DA。如夜暮练气功易致 NE 产生增多,造成性欲过亢,所以非阳痿性欲淡漠之人夜晚禁修气功。

85. 任何神经递质都是由氨基酸转化而来,所以寻找验证神经递质必须先从氨基酸着手,尤其检测经穴上的神经元属递质更应如此。

86.《伤寒论》序曰:"夫天布五行,以运万类,人禀五常,以有五脏。"此五行即指 C、O、H、N、P→DNA,以控运整个生物界(万类)(五行发微)。

87. 感冒机制设想:

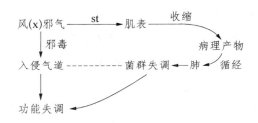

此"病理产物"现虽不知,但终会被测出来的。

88. 染色体与经脉图设:染色体 23 对;经络:十二经脉,奇经八脉,性体 1 条,形体 1 条(神第 19 条),整合(五行)一条,共 23;天干(10)、地支(12)、人(1),天地人三才。

89. 法国著名的洞穴专家,米舍尔·西夫尔亲身做了一个实验:在与世隔绝的完全孤独的状态中,在地下 30 米深的洞穴里,他度过了 205 天。结果表明,在完全抛弃时间概念的条件下,这位洞穴专家的生物钟工作仍然相当准确。按照两次苏醒之间的时间间隔来测量,他的一昼夜为 24.5 小时,也就是说,内在生物钟一昼夜只快半小时。(摘 86.2《健与美》)这与子午流注或卫行于阴阳各二十五度是否有关?

90. "神"似信使 cXMP,可能与中心粒,纺锤丝有关。

91.

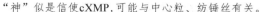

"神"似是信使cXMP, 可能与中心粒、纺锤丝有关。

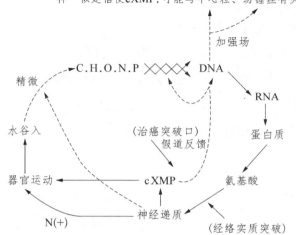

92. 当代医学的最高境界：

染色体与经络（器官）的对应性：

1号：手厥阴心包经	3号：足阳明胃经
2号：足太阳膀胱经	4号：足厥阴肝经
5号：足少阴肾经	6号：足太阴脾经
7号：手太阴肺经	8号：冲脉
9号：足少阳胆经	10号：手少阳三焦经
11号：手阳明大肠经	12号：手太阳小肠经
13号：任脉	14号：督脉
15号：带脉	16号：阴跷
17号：阳跷	18号：手少阴心经
19号：阴维	20号：阳维

21号：胰腺　　　　　　22号：肾上腺

23号：性腺(睾丸或卵巢)

(——《人类染色体临床图谱》)

93. 着丝点(粒)与中心点(粒)具有联系

94. 调和阴阳饮食疗法，阳亢——早晨为阳长之时，不宜进早餐以长阳气，否则烦热加甚，禁餐待阳气不亢，自能舒适凉爽，有益身心健康。其余类推。

95.

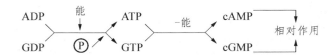

96. 癌肿导致支气管狭窄或癌细胞释放 5 - HT，引起支气管收缩。体会设想：治疗癌症取用原络主客配穴法。(＋cXMP)

97. 脏腑、经脉等的表里关系，是否与物质的左旋体与右旋体的不同而定。

98. 练气功时，在足心，于掌心放气(热)可祛除情欲之念。

99. 练气功中的感觉先后次序：

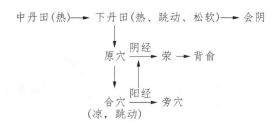

100. 天人相应：细胞形态与地球相似,两粒中心体与太阳、月亮相应,细胞的分裂是被动的,中心体是自旋体,当达某个方向就出现映射复制,辐射引起细胞分裂。十二经脉与一年十二月相应,奇经八脉与八大行星相关。

101. 先天之本——（肾＋肾上腺＋生殖）系,CA、COMT

后天之本——（脾胃＋胰腺）系,ACh、ChE

102. 口味与谷氨酸钠有关,能增进食欲,心开窍于舌,心主谷氨酸,舌尖部可能谷氨酸钠含量丰富。

103.《灵枢·经脉第十》："谷入于胃,脉道以通,血气乃行。"此指水谷经胃化生成谷气之后,人之脉道才能通畅,血气乃能运行。现代研究证实葡萄糖由淀粉等转化而来后,又经过代谢能生成 α-酮戊二酸,α-酮戊二酸是生成谷氨酸的前物质,谷氨酸是神经元的兴奋物质,在脑中含量最多,谷氨酸又是心脏的重要组成物质,由此看来这与前人所载是相符合的。人体的三羟酸循环是各种能量所需的源泉。针刺井穴,改善口味。

104.《难经·二十三难》："别络十五,皆因其原,如环无端,转相灌溉。"徐大椿曰："脉所注为原。《灵枢·九针十二原》云：'原者,五脏之所以禀三百六十五节气味也。'盖谓五脏之气皆会于此,而别络之气,亦因乎此也。"

现代研究,很多作者认为,5-HTP 脱羧酶与 DA 脱羧酶（DOPA）其实是同一种蛋白质。这与前人所观察是相一致的。

105. 手三里、天枢治伤食、便秘最速;胃脘［膜］胀内庭疾;中暑最宜中冲、曲泽穴;腰扭伤疼痛速放委中血;胸闷腹胀相兼针刺关元穴;肝阳上亢速泻行间穴;热病针大椎、曲池无敌。

106. 穴位效应包括:特殊穴位(通丘脑等灰质);经气(能)及 cAMP 样调整作用;全息疗效;躯体感觉神经兴奋播散样作用;交感 N(＋)副交感 N(＋)样作用;反馈及相对效能;卫气缘而去之。

107. 凡病衄血者,宜少吃咸(盐),进盐过多,血浆晶体渗透压增高,需更多水分以维持平衡,增加了更多的血容量(如吃盐过多导致口渴就是此理),这就更易使血液溢于脉外,所谓"咸伤血"就应包括此理。

108. 应用于 ATP(cAMP)＋酪氨酸治疗癌症,同时增加或促进改善某些缺乏酶类的生成。

109. 口淡乏味宜取井穴,心、脾、肾,谷氨酸钠。

110. 风池穴可能的神经递质:L-甘氨酸、苯丙氨酸。

三阴交穴可能的神经递质:丝氨酸、精氨酸。

111. 络穴就具有治疗色素沉着之病,如雀斑可取支正、列缺、丰隆、蠡沟、大钟等。

112. 地球上的天然氨基酸都是左旋的,这与地球自转总朝一个方向是否有关的呢? 在太阳从西边出来的地方是否存在 D-氨基酸呢?

113. 青属木,万物也皆从青始,如在太空中观察太阳系,唯有地球是绿洲,故以绿(木)为万物生发之始是正确。

114. 如壅之因,有寒凝失运所致,有热迫气闷之壅也,大凡殊途同归,症同因异,当属此类也。

115. 瘀血不去,新血不生:瘀不去,则人体化瘀机制兴奋,溶解瘀血力强,新血何由能生,瘀血占位,新血何位。

116. 井穴与吡哆醛相关,维生素 B6 属肝系,故以井为始、木为发的观点主要与肝有关。

117. 阴阳失衡主要与交感,副交感 N 失调功能紊乱有关。

118. 失血之脉见弦急,为失血后机体失偿出现血管痉挛,渐至不可逆,故预后不良。

119. 归经、引经报使解:归经为药物对器官的专门效应,引经报使为药物对器官受体的激活完善效应,并兼有受体兴奋效应。

120. 阴火论:李杲曰:"脾胃气虚,则下流于肾,阴火得以乘其土位。""或因劳役动作,肾间阴火沸腾。""夫阴火之炽盛,由心生凝滞,七情不安故也。""心君不宁,化而为火。"

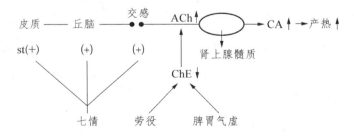

又曰:"肾间受脾胃下流之湿气,闭塞其下,致阴火上冲。"

实验验证：苍术，白术可提高 ChE 活性。

121. 五行发微：C　O　H　N　P

（元素）　木　火　土　金　水

五行发微（化合物或现象）：

CHO——木

CH——火

非金属（无机化合物）——土

金属元素——金

H_2O——水

122. 肾水上济心火，济于二尖瓣是也。如二尖瓣狭窄可见颧赤为证。

123. 童便活血祛瘀之功尤著，当与尿激酶。另：童子之尿尚有培本之功。

123.

心包代心受邪 —— 膏肓 —— 胸腺 —— T.C.免疫—— 抗病毒 —— 疠气

膜原 —— 脾 —— 淋巴细胞免疫

伏脊 —— 膏肓俞 —— 灸之 —— 治肺结核

124. 5－HT 可生成褪黑素，手三阴经络穴（内关、列缺、通里）处多无汗毛生长，应含关联，而手三阳与足经则暂待探讨。

125. 心主血脉，一般血脉破坏才致疼痛，故心主痛。井穴有手十指，刺激井穴易去极化，引起痛觉过亢，故曰：十指痛连心。

126. 心肾相交与 Na^+ - K^+ 泵。

127. 阳——促产能——CA 类：主要是应激反应，所以动物与植物之区别，在于具有高级的反馈机制。

	植物	动物
中心粒	无	有
神经系统	无	有
内分泌（激素）	有	有
染色体	有	有
神经递质	无	有

所以植物有质、能，而无促能、信、场。其生长发育主要受日、地、月影响。动物俱有之，故能（反馈）自动。

分化	低（无）	高（全）
	线→线	线→点

128. 人和动物应存在第六感觉，其与自然界信息融通，否则生命何以进化，其最基本物应是 cAMP - GLU，因信息反馈导致生体向完善点发展，才能进化存在。真人者，现亦尚无。

129. 自由运转周期和 24 小时运转周期同步化了，由此可反推出人类起源应在地球自转周期 24.5 小时的时候。因人必与天地相应，故应同步化。

130. 真气→影响脏器功能→引心经真气——循经脉→心中→抑制心跳。只要真气柔平可使心脏停跳，只要真气存

在,神光褒体,则人又是清醒的,关键在于控制 cAMP 的降解。许是 ACh↑＋cAMP↑(恒等量递增)

131. 暑邪首犯心包→中暑等:内关——PO/AH、体温调节中枢之热敏神经元——PO/AH,均以下丘脑为中枢,故曰暑邪内应心包。

132. 提神:参脉散＋氨茶碱制成丸剂,谷氨酸↑,cAMP↑加快三羧酸循环。

133. 络穴:有使人产生物我两忘之镇痛效果。如练气功后 5－HT↑,使入忘我境界。又曾治一肩周炎患者,针合谷、外关、曲池、肩髃后,诉患肢发麻,似不存在一样,曲池取针说麻感消失,外关取针迅觉患肢又复存在。

134. 经脉(或器官)与染色体对应关系理想图(1986 年)

序号

(1) 手厥阴心包经	胸腺,心包膜
(2) 手阳明大肠经	大肠,扁桃体
(3) 足阳明胃经	胃
(4) 足厥阴肝经	肝脏
(5) 足少阴肾经	肾脏
(6) 足太阴脾经	脾脏
(7) 手太阴肺经	肺脏
(8) 冲脉	血液系(冲为血海)
(9) 足少阳胆经	胆囊
(10) 手少阳三焦经	胸腹外包膜(内脏 N 支配者)

（11）足太阳膀胱经　　　　膀胱

（12）手太阳小肠经　　　　小肠（肾小管）

（13）任脉　　　　　　　　前列腺素系？

（14）督脉　　　　　　　　抗体系？

（15）带脉　　　　　　　　？

（16）阴维脉　　　　　　　？

（17）阳维脉　　　　　　　？

（18）手少阴心经　　　　　心脏

（19）阳跷脉　　　　　　　甲状腺？

（20）阴跷脉　　　　　　　甲状旁腺？

（21）（后天之本）　　　　（副交感）——胰腺

（22）（先天之本）——命门　（交感）——肾上腺

（23）（生命之根）　　　　性腺（性器官）

135. 百会穴具有滋养助长 NS 功能,可能的介质为：谷氨酸——赖氨酸——门冬氨酸——酪氨酸——AC。

136. 由酶的效用,来考虑认证气功效应。

137. 阳不潜者,可用女贞子潜之。

138. 肉桂、枸杞子升血色素、血小板最速。

139. 点伤譩譆穴,针刺养老穴可解。

140. 夜间咳嗽用马兜铃。

晨起咳嗽用前胡。

咳嗽常用药杏仁。

虚证咳嗽用川贝母。

肺结核咳嗽用百部。

141. 三焦：胸腹外包膜受内脏神经支配者。也似包括网膜。

142. 血脂、胆固醇升高引起之头昏，可用泽泻、天麻。

143. 启动机制：

基因合成（转录）启动机制：蛋氨酸。

意识思维神经元兴奋启动机制：谷氨酸。

本我知觉启动机制：DA。

忘我超脱启动机制：5－HT。

与外界异物反应启动机制：H。

运动启动机制：ACh。

血液系统启动机制：缬氨酸。

144. 穴位的无髓神经纤维传入，主要是到达中枢的脑干网状结构。

145. 经络穴位的神经系统主要是指无髓神经（纤维）系统。

146. 腰扭伤引起的（坐骨）神经痛：可选取相应神经节段的夹脊穴，再结合针刺相应的区域内穴位或阿是穴，疗效显著。

147. 心——舌——味觉——味

肺——鼻——嗅觉——气味（香）

脾——唇——味觉——触、吮、食欲

肝——目——视觉——色

肾——耳——听觉——声

　　脾抑或是主综化,决定出入取舍(需与不需),当人无食欲时,就以"嘴唇都不想动"来形容。

　　以下为经络实质图说。

148. 经络实质图说之一: ZYX - C 经络实质图

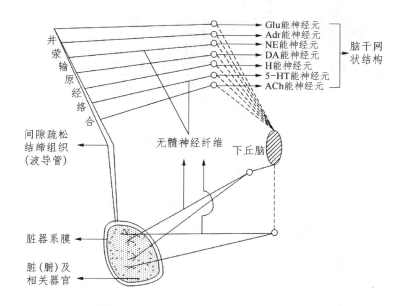

149. 经络图说之二: 表里经脏腑络属图

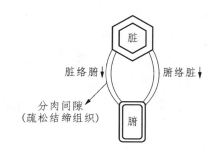

150. 经络图说之三：波导管图

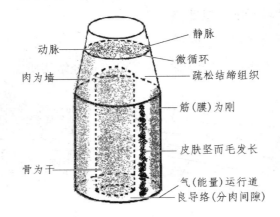

动脉
静脉
微循环
肉为墙
疏松结缔组织
筋（膜）为刚
皮肤坚而毛发长
骨为干
气（能量）运行道
良导络（分肉间隙）

151. 经络图说之四：穴位神经支配分类图（一）

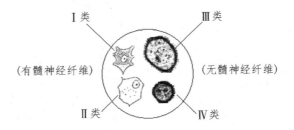

Ⅰ类
Ⅲ类
（有髓神经纤维）
（无髓神经纤维）
Ⅱ类
Ⅳ类

152. 经络图说之五：穴位神经支配分类图（二）

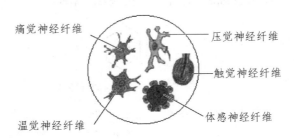

痛觉神经纤维
压觉神经纤维
触觉神经纤维
温觉神经纤维
体感神经纤维

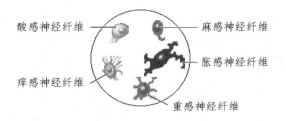

153. 经络图说之六：穴位形态学图

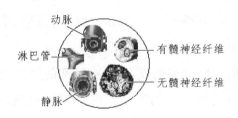

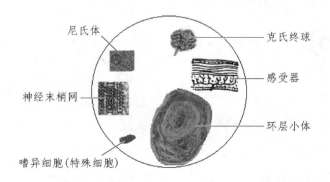

154. 经络图说之七：原穴作用机制图

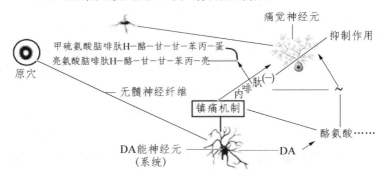

原穴除起主要镇痛作用外，尚可调整治疗一切与 DA 体系有关的病变：震颤麻痹、舞蹈病、癫痫、癔病、中风后遗症、惊风、甲亢、脑炎等等，外经脉病。

注：任何穴位出现感传，都是有特殊的整体调整功能。

临床上认为须出现循经感传时疗效最理想，这主要是选穴不当，须激活整体调整才能达到治疗目的。

155. 经络图说之八：合穴作用机制图

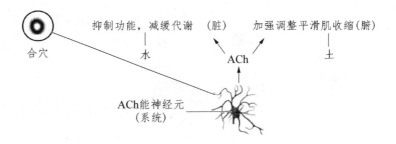

"合治内腑"："合主逆气而泄"，"肚腹三里留"。

临床上：合穴具有泄热、加强胃肠收缩之功，常用于主治便秘、腹胀、腹痛（胃肠炎）、纳呆、食欲不振、泄泻、热病等及一切与 ACh 有关的病变。

156. 经络实质图说之九：子午流注理想图

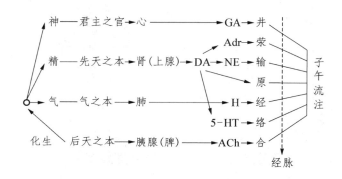

157. 经络实质图说之十：经脉与递质分属图

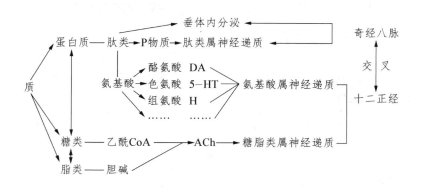

158. 经络实质图说之十一：经脉与染色体对应关系理想图

159.（缺）

160. 经络图说之十二：染色体与经穴关系理想图

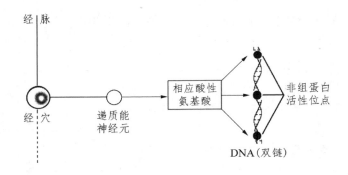

161. 经络图说之十三：五行发微理想图

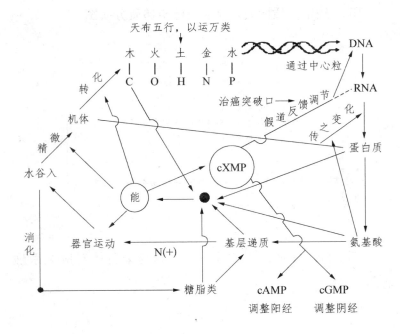

162. 经络图说之十四：厦门大学生物系肖景霖八卦与遗传密码理想图

第一碱基	第二碱基				第三碱基
	U 太阴	C 少阳	A 少阴	G 太阳	
U 太阴	苯丙 苯丙 亮 亮 坤 剥 比 观	丝 丝 丝 丝 豫 晋 萃 否	酪 酪 止 止 谦 艮 蹇 渐	半胱 半胱 止 色 小过 旅 咸 遁	U C A G
C 少阳	亮 亮 亮 亮 师 蒙 坎 涣	脯 脯 脯 脯 解 未济 困 讼	组 组 谷酰 谷酰 升 蛊 井 巽	精 精 精 精 恒 鼎 大过 姤	U C A G
A 少阴	异亮 异亮 异亮 蛋 复 颐 屯 益	苏 苏 苏 苏 震 噬嗑 随 无妄	天酰 天酰 赖 赖 明夷 贲 既济 家人	丝 丝 精 精 丰 离 革 同人	U C A G
G 太阳	缬 缬 缬 缬 临 损 节 中孚	丙 丙 丙 丙 归妹 睽 兑 履	天冬 天冬 谷 谷 泰 大畜 需 小畜	甘 甘 甘 甘 大壮 大有 夬 乾	U C A G

163. 经络图说之十五：黄仲林 DNA 密码三字组合与"八卦"图三字组合

八卦三字组	乾	兑	离	震	巽	坎	艮	坤
方位号	＋＋＋	＋＋－	＋－＋	＋－－	－＋＋	－＋－	－－＋	－－－
7	AGA 精	AGC 丝	GCA 丙	GCT 丙	TAG 止	TGT 半胱	CTA 亮	CTC 亮
6	AAG 赖	AAC 天酰	GTA 缬	GTC 缬	TGA 止	TGC 半胱	CCA 脯	CCT 脯
5	AGG 精	AGT 丝	GCG 丙	GCC 丙	TGG 色	TAC 酪	CCG 脯	CCT 亮
4	AAA 赖	AAT 天酰	GTG 缬	GTT 缬	TAA 止	TAT 酪	CTG 亮	CCC 脯
3	GAG 谷	GAC 天冬	ACG 苏	ATC 异亮	CGA 精	CGC 精	TCG 丝	TCT 丝
2	GGA 甘	GGC 甘	ACA 苏	ACT 苏	CAG 谷酰	CAC 组	TTG 亮	TTC 苯丙
1	GAA 谷	GAT 天冬	ATA 异亮	ACC 苏	CGG 精	CGT 精	TCA 丝	TCC 丝
0	GGG 甘	GGT 甘	ATG 旦	ATT 异亮	CAA 异亮	CAT 组	TTA 亮	TTT 苯丙

164. 经络图说之十六：中心粒与 cXMP 相关理想图

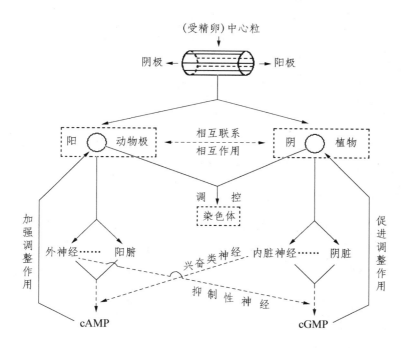

165. 经络图说之十七：精气神虚图解

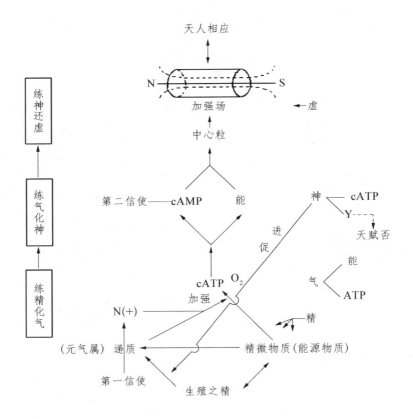

166. 经络图说之十八：意守丹田图解

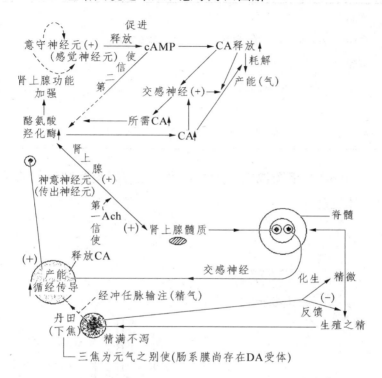

167. 经络图说之十九：氨基酸的脏腑归属（分类）

肺	组氨酸、色氨酸、苯丙氨酸
大肠	
胃	
脾（胰）	亮氨酸、谷氨酰胺、门冬氨酸、丙氨酸
心	天冬氨酸、谷氨酸
小肠	

膀胱	赖氨酸
肾(命门)	酪氨酸、精氨酸、丝氨酸、焦谷氨酸
心包	
三焦	
胆	
肝	丝氨酸、甘氨酸、缬氨酸

168. 经络图说之二十：运动神经与副交感神经的关系（人体运动）

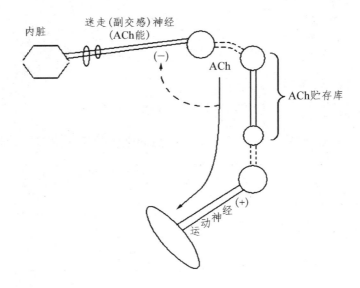

169. 经络图说之二十一：运动神经(＋)与交感神经的关系图

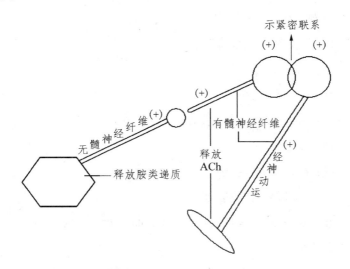

170. 气功练习中的感应先后次序图

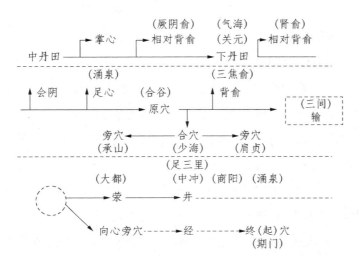

当然也有个别穴位（部位）特殊合穴（或附近穴位）为凉跳动感，原穴等均为热跳动感，时或出现短微经络感传。括号里的为举例穴位。"神气之所游行出入也。"

171. 脏腑分主系统表

心：血液循环系统。

肝：物质转化系统。

脾：淋巴系统，消化系统（运动系统）。

肺：呼吸系统。

肾：泌尿系统，生殖系统。

172. 脏腑生理功能述补

五脏：藏而不泻，贮藏精气，实而不能满，为各种功能提供基本物质。

六腑：泻而不藏，排泄余物，满而不能实，且均先贮后排。

胃、小肠、大肠主排泄饮食所余之糟粕。

膀胱排泄尿液——浊毒之物。

胆囊排泄胆汁——肝之余气。

三焦通前列腺（为元气之别使）排泄前列腺液。

性腺则兼具脏与腑的双重功能，即实而不满，贮藏精气，促进性器官发育，孕育后代；又满而不实，先贮后排，主排泄精液和月经。

173. 肺主皮毛，通腠理，肺主气属卫。人体防卫系统包括屏障（腠理）和抗病原物系统（网状内皮系统），均与肺主表有关，故疾病的发生首先侵入肺系。如外感、传染病甚至寄生虫病均如是。

174. 出有入无乘妙道

练神还虚通玄机

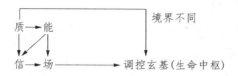

175.《参考消息》1991 年 12 月 22 日第 3 版

地球的一天,2 亿年前是 23 小时,5 亿年前是 21 小时,而人体节律是 23.5 小时,由此推导人类发源时间大约是 1.1 亿年前。因 2 亿年前以后,每隔 5 万年地球自转速度减少 1 秒,到现在变成了一天 24 小时。

176. 季月后 18 日寄治属土,四季的木、火、金、水属性要转变更迭,首先必然要有一个"化"生的过程,一年中春夏变移成秋冬,大的属性变化,则土旺于季夏来转化。而春变夏,则由小的季春寄治来转化,秋变冬仿此,这说明凡变化须依赖于土,土之性主化。

177. (电)磁铁磁场与地球两极,是否存在原子核共振的相对固定性,气功(中心粒)与原子核共振可能有关。与太阳风均有关。

178. 利用八卦(或六十四卦)把磁铁制成自动转盘,当然尚须用天体运行理论。通过磁场与五行渗透,共振、损毁与互补,寿敝天地。(印度的圣者和中国古代不朽的活尸者知实践此术吗?)

179. 苯丙酮尿症患者能练气功吗？因其生来就缺少能把食物中含有的苯丙氨酸转化成另一种氨基酸——酪氨酸的酶,以致产生侵害脑的物质。

179. 太阳(或月亮)与地球在不同的运行角度变换中是否具有不同的波谱效应(或场变换),八大行星是否具有不同特定的波谱(宇宙间交换信息),当各种不同的波谱与人体某种物质的波谱发生核磁共振(即波谱相同)时,就使得某种物质(如神经递质)所主宰的相应功能就出现旺盛时期,即形成时间生物学现象,否则子午流注就很难解释,理由：人以天地之气生,四时之法成,为子午流注的根本出发点。

180. VIP 与精、神呈正相关,为 28 肽,肽能神经质。

181. 多摄味精有促性效能,酸性食物加味精同时加热,会变成焦谷氨酸,不但不能降低酸味,而且对人体有害。焦谷氨酸为促性腺激素的首要成分。

182. 经络穴位与内脏特定反射是否具有特殊对应性,由此认识针刺穴位的调整作用。

183. 针刺穴位：

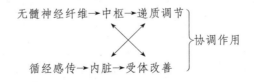

184. 从外周看经络实质,应是指疏松结缔组织中的间

充质细胞。

185. 经穴传入中枢(脊髓灰质)的神经纤维(无髓——起针效作用的)应是单一性(独根神经纤维传导),否则何必刺激穴位,针刺手法何用。单一性才有补泻,接受外来刺激。

186. 肝——还原

　　　心——氧化

　　　脾——分解

　　　肾——合成

　　　肺——消除抑制

187. 治癌途径设想

(1) 消除异物——化痰软坚,海藻、天花粉。

(2) 疏通微循环——活血化瘀,土鳖虫、全蝎、赤芍。

(3) 巩固自我,加强防御——补肾固本,怀山药、酸枣仁、紫河车。

(4) 寻找选择性限抑酶——抗癌,长春新碱、喜树。

(5) 抑制分裂,提高分化——养阴,生地黄、麦冬。

(6) 加强吞噬异物作用——健脾,党参、茯苓。

(7) 酪氨酸校正 tRNA——牛膝。

(8) 醒悟自我识别神经元——五味子。

(9) 逆转——加强场→自我完善,cAMP＋能、人参。

188. 女子以肝为先天

女子以血为事,孕育胎儿,肝藏血,为血海。X 染色体的基因活性(主要是与血液相关的)主要寄于肝脏表现出来。如血友病为 X 连锁遗传,第Ⅷ因子为肝脏产生。

189."肾者,胃之关也,关门不利,聚水而从其类也":这主要可能与胃泌素相关联,胃泌素在肾脏灭活,若肾功能衰退,则水液内停聚集,胃泌素增多,则腹胀、泛酸等症状出现。

188＋。血室主要是指以 X 染色体为主导的月事系统,其寄存在肝脏,与期门穴相关联,这与"上帝"造女人的传说如出一辙。

189. 大黄酚含有＝O 基团,而具有苦寒致泻作用,由此推起或可进入电子云水平。

190. 20 种 AA 对应于 20 条经脉。8 种必需 AA 与奇经八脉相应,12 种非必需 AA 重点与十二经脉相关,如甲硫氨酸为胆所主,甲硫氨酸为起动因子,这可能是"十一脏皆取决于胆"的主要核心根源。另外,焦谷氨酸与性腺相接,蛋白质类(精)为肾上腺所主,糖脂类(气)由胰腺所统。通奇经应具有激发人体合成必需 AA 的潜能。

191. 左为阴,右为阳;左属血,右属气;左为心、肝、肾,右为肺、脾、命。中风左侧重阴血,右侧重阳气。左为女,右为男。

192. 有电磁场,是否其他能量流环循时也有场发生呢?如光磁场、热磁场等能场存在。光导纤维,传热导线。

193. 进入电子云水平,需从探究单个原子核的电子云、电子层、能级跃迁、共振辐射波、契合形式等入门,再研究复合物(化合物)的电子去偶联状态、效用辐射频谱、活性中心等问题,就有可能在电子云水平(唯象乎?)揭示复合物的性能。

194. 场是超维的,由场来调控质、能、信的运行是未来科技的发展趋向。如铁能被(电)磁场吸引(附),能否制造出能吸引其他物体的场呢?如宇宙场就应有吸附万物的性能。场是播布质、能、信的,亦可用场来感应,调控质能信。中心体是最值得研究探讨的课题,星光是场的效应。

195. 在地球、太阳系、银河系间也应存在超光速运行的物质,不然由什么来引力银河系呢?只是在现代科技条件下是无法测知的。——中微子?

196. 燥邪——白喉杆菌——具有形成"燥"之适应性酶类。

197. 第二种 DNA,占全部 9%~10%,其构造包含短的而且一再重复地核苷酸次序,一端接一端地以形成分子,分子量可高达数百万,此种 DNA,名叫卫星 DNA,集中于核内邻近每一染色体著丝点之处。卫星 DNA 之生物功能,尚不明白;它和蛋白质相关的 RNA 密码之合成似无关系,一般认为它可能具有某种重要的调节作用,或与遗传讯息由前一代传递于下一代之作用有关。

按:此与五官等的分化密切相关,与收发信息紧密。

198. 气功养生原理宏观:

最低耗损,全效运转,分化完善,自身调控。

199. 穴位交互调控(分段、分区调控)身体各部探寻：如条口通肩关节及上肢；三阴交与背俞区有感应；委中调控腰部；太冲可治头晕；支沟、足三里可治便秘；内关治胸闷胁痛……

是否有手经主要调胸腹，足经主要控腰背的规律呢？

交互调控的机制是否与特异神经递质及各部区的前级神经系相关呢？

200. 支配各脏腑的中心体——神经纤维中的圆柱状物数目是否有差异。相表里的经脉是否可由此找出相通应的共性基础。

201. 可否运用八卦或六十四封理论对大脑皮层进行功能定位与区域划分。

202. 质、能、信、场都应具有单一和多样性的特性，且时程不同，表现不一。

203.

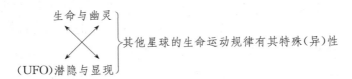

204."针灸药三者并具而后可言医"，为何先言针灸而后言药？因为强调的是自身调整，须自身调整无法时，才寄希望依赖药物；针灸一般无毒副作用，而药物皆有偏性，用之不当易致毒副作用。

205. 宇宙微波背景辐射——中微子——超光速：太阳非宇宙中心,就应具有超光速的物质——"超光",光可能是形成万有引力的一条"锁链",如在寒冷时,人就有趋光性。

206. 肽类递质自身可能就是简单分子递质的合成、降解及调节控制酶。如 VIP 与 ACh,P 物质与 5 - HT。

207. 场的共振、相干：利用磁铁与地磁的相通应,来监测地球各种变化,如地震、潮汐。

208. 太阳：64 种物质?

地球：108 种元素?

209. 有机分子替代金属导电理论：

有机物通过聚合实现电荷位移;

或嵌入金属离子而导电。

210. 立体彩色电视：

三维液晶、三维固晶;

立体成像;

断层扫描;

彩色电子出版系统;

输出与输入装置;

发射器与接收器。

211. 光的偏振与场的定向定位,物质折射。旋光性与磁旋光性原理是否一致。

212. 激光与强场：强场制作：将线圈(半)直径趋向于无穷小,就应能制造强场。场的叠加。

213. 场应具有特异性(单一性)与多样性。

214. 万有引力场的研制：

应否仿中心体,因中心体就能吸引万物。

215. "阳燧以取火,非日不生光。方诸非星月,安能得水浆。"

燧即凹面镜和凸透镜,可以聚光生火。方诸,方为形状,诸为名称,周称鉴,可用于夜间凝聚潮气成水。

216. 场与力：

力是场的(能量)位移? 由场所转化而来。

217. 光子的能量＝(正电子＋负电子)的质量和＋碰撞时的动能。

218. 光具有各向性或全(周)向性的特点。

219. 中子星与黑洞是阴阳鱼中的点(眼)。

220. 无极即是无解

太极不全分化论,使各区域均留有原始痕迹,由此可否推算宇宙年龄?

221. 疑难病病因病机

(1) 外伤积损,经络瘀阻

(2) 失治误治,久病迁延(虚虚实实)

(3) 劳极失调,正损难复(虚劳)

(4) 邪毒壅盛,正微衰败

(5) 营卫倾移,真邪不别(自体免疫)

(6) 痰邪为祟,怪症迭出

（7）先天胎传，基因异常

（8）极变而反，自稳失调（肿瘤）

（9）邪气契恋，缠绵难愈（乙肝后期）

（10）心灵创伤，精神失常

（11）情志障碍，气机失调

（12）命运乖蹇，时空不济

（13）药物毒害，创重不返（再障）

222. 场态控导学

223. 司机胃病，酌加防风

224. 七篇大论→《外经》：以天人相应为指导思想：运气、天地之道、易理等。

白氏旁篇→杂论：如医德、制度、典事等，命运、占卦。

素问→《内经》描述人体之内的病理生理，生命现象，所缺一篇为气功，或命运程序。

灵枢→《外经》。

225. 阴阳药物分属脏腑论：

命门—先天之本— 肾上腺（应激反应） ⎰ 阴—COMT—熟地
阳—CA—制附子
肾气—皮质激素—甘草

后天之体—胰腺 ⎰ 阴—黄精、枳壳—ACh—胰岛素
阳—白术、莨菪—ChE

肝 ⎰ 阴——白芍
阳——柴胡

$$心\begin{cases}阴——麦冬\\阳——桂枝\end{cases}$$

$$脾\begin{cases}阴——扁豆\\阳——白术\end{cases}$$

$$肺\begin{cases}阴——百部\\阳——细辛\end{cases}$$

$$肾\begin{cases}阴——地黄\\阳——附子\end{cases}$$

$$胃\begin{cases}阴——玉竹\\阳——干姜\end{cases}$$

226. 男——右——以治气为主

　　　女——左——以养血为主

227. 内虚寻原穴，外伤求络穴。

228. 不少疑难病有脉浮之状，为只知抗炎，而竟失于解表，致缠绵不愈。

229. 系统性红斑狼疮（SLE）是否由风湿热入血室所致？为女性所患，且凝血系统有病变，狼疮细胞为细胞过度血凝结所致？

230. 症状明显化，其疾将治愈。

对于慢性疾患，若服药后其症状明显化，如疼痛变明显，无腹胀致出现腹胀明显，感觉迟缓障碍→酸胀明显等，为病情有治愈可能的前兆，因自身已对不适病情产生了反应，当然患者的精神状态，应为好转。这是否是"药不暝眩，厥疾弗疗"的一个方面呢？

231. 防己有防止自己消排自身的作用，即防止自体免疫，为治疗自体免疫性疾患所当选。

232. 贺老称飞扬为尘土飞扬之意，飞扬穴可治疗过敏性鼻炎，尘土为致敏原。

233. 四渎穴有决渎功能，正合三焦功能，对于需透析的患者，可否选用此穴？

234. 勿视药性是引起药物过敏的首要因素。

如青霉素属大苦大寒之品，五行属寒水，若用于阳虚（命门火衰）的患者即易引起过敏，临床查询此类患者，无一不是阳虚的体质。有些开始不过敏，而后出现过敏，也是由于体质已变成阳虚的缘故，待体虚变成非阳虚时，又不会过敏了。治此类患者宜取命门穴，且此穴针感疼痛明显。还有青霉素属寒水，在人种方面与疗效相关，如（水）白种人效果不如黄种人（土）好，黑种人（火）不宜它，东方人（木）比西方人（金）宜用。

235. 湿遏气机，痰湿盛导致阳气虚弱，燥湿即可补气，如苍术、陈皮之类。

236. 活血化瘀时须同时配以补血养血之品，补血助化瘀，行血不伤正，邪去正得复。

237. 脏腑之间同时出现阴虚证选药：

肝肾阴虚——女贞子

肝肺阴虚——天冬

肝脾阴虚——石斛

肝胃阴虚——生麦芽

心肝阴虚——酸枣仁

心肺阴虚——百合

心脾阴虚——莲子肉

心肾阴虚——柏子仁

心胃阴虚——知母

脾肾阴虚——黄精

脾肺阴虚——怀山药

肺肾阴虚——地骨皮

肺胃阴虚——北沙参

胃肾阴虚——玄参

附　录

1984～1999 年狂想录手稿选登

探索篇

对中西医关系的预言：
中医可用西医解释，西医的分支分类可用中医统括。

中医注重调整，"使邪不独居于身"强调正气，但不够精细，存在着机遇；西医过分偏面，有时甚至只知祛邪，忽视(人)体作用。

中医、西医同样是解释治疗同一个人体，就一定可以互相渗透，解释臻于完全通达。

中医是非常科学的，是现代科学尚不能解释的科学。

西医若进行系统论时，必定要借助中医基础理论。

手稿1

境界。又曾治一肩周炎患者，针合谷、外关、曲池、肩髃后，诉患者肢发麻似不存在一样。曲池取针麻感消失，外关取针迅觉患肢复存在。

134. 经脉（或器官）与垫色体对应关系理想图
（1986年）

廉号		
1	手厥阴心包经	胸膜、心包膜
2	手阳明	大肠、扁桃体
3	足阳明	胃
4	足厥阴	肝脏
5	足少阴	肾脏
6	足太阴	脾脏
7	手太阴	肺脏
8	冲脉	血液系（冲为血海）
9	足少阳	胆本
10	手少阳	胸腹外包膜（内脏似起之亏）
11	足太阳	膀胱
12	手太阳	小肠（肾小管）
13	任脉	·PG系？
14	督脉	马系？
15	带脉	？

手稿 2

16	阴维脉	?
17	阳维脉	?
18	手少阴	心脏
19	阳跷脉	甲状腺？
20	阴跷脉	甲状旁腺？
21	(后天之本·命门)	(甲状旁)—胸腺
22	(先天之本·命门)	(肾上)—肾上腺
23	(生命之根)	性腺(生殖器官)

135. 百会穴具有滋养助长N.S功能，可能是作用为：
谷氣破 → 精氣破 → 门芝氣破 → 百会氣破—AC.

136. 由吗啡的效用，来考虑认证气功效应。

137. 阳不潜者，可用女贞子潜之。

138. 肉桂、枸杞子补血色素
血小板最速。

139. 炙俞谚遥穴，升到寿表
穴可高寿

手稿 3

160. 经络图论之十二：染色体与经穴通讯思图

经脉

经穴 —— 递质能N元 —— 信息生命相变小象基型

非组蛋白活性位点

DNA（双链）

161. 经络图论之十三：
五行发微理思图

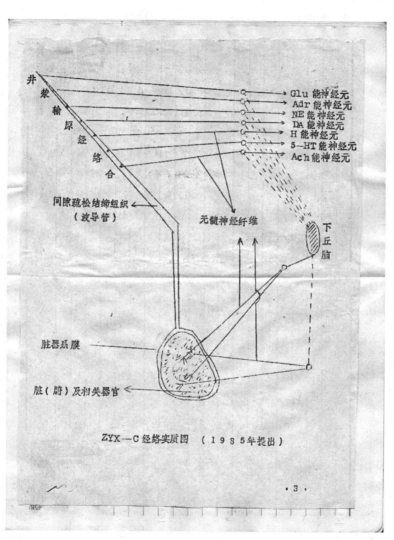

ZYX--C 经络实质图 （1985年提出）

手稿5

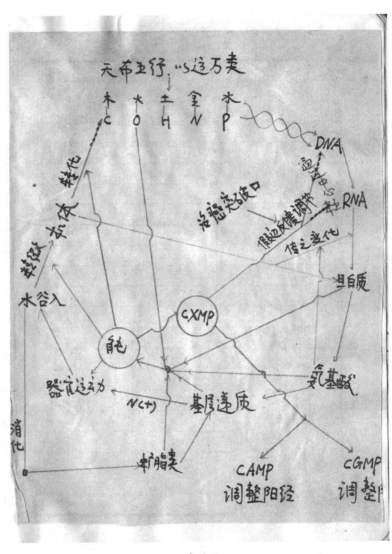

手稿6

203. 生命、幽灵录。(UFO)；潜隐与呈现 } 其它星球的生命运动规律有其特殊(异)性。

204. "针、灸、药三者并具而后可言医"为何先言针灸而后言药？因为强调的是自身调整，纵自身调整无法时，才寄望依赖药物；针灸一般无毒付作用，而药物皆有偏性，用之不当易致毒付作用。

205. 宇宙微波背景辐射——中微子——超光速：太阳非宇宙之中心。就注具有超光速的物质——"超光"。光可能是形成万有引力的一条"锁链"。如在寒冷时，人就有趋光性。

206. 肽类递质自身可能就是单分子递质的合成、降解及调节之主制(简)配。如VIP与Ach. P物质与5HT.

207. 场的共振。相肝：利用磁铁与地磁的相通之。丰监测地球各种变化，如地震、潮汐。

208. 太阳：64种物质？
　　地球：108种元素？

209. 有机分子替代金属导电理论：
　　有机物通过聚合实现电荷位移；
　　或嵌入金属离子而导电。

210. 立体彩色电视：
　　三维液晶，三维固晶
　　立体成像。
　　逐层扫描
　　彩色电子出版系统
　　输出与输入装置。
　　发射器与接收器。

211. 光的偏振与场的定向定位
　　粒度折射，旋定性与石英
　　旋定性原理是否一致。

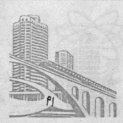

212. 激光与强场：
　　强场制作：将线圈半径
　　径趋向于无穷小，就生能

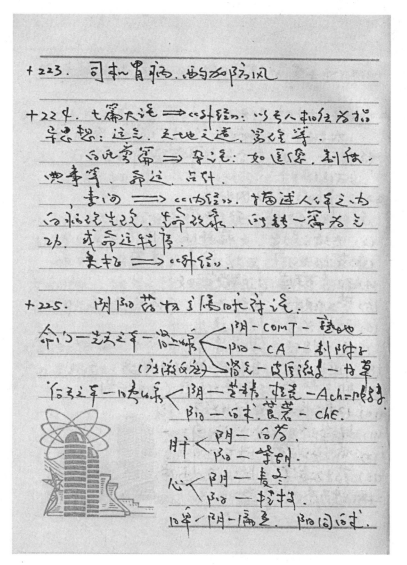

+223. 司机胃病，西药加阴阳风

+224. 七篇大论 ⇒《内经》：以古人和经为指导思想：运气、天地之道、男婚等。

     阴阳等篇 ⇒ 杂说：如运气、刺法、典事等，弃选、总计。

     素问 ⇒《内经》，描述人体之内的病位生理、脏腑气象、所转一篇为之2/3，或命运转序。

     灵枢 ⇒《内经》。

+225. 阴阳药物之属味讨论。

解 ⎨ 阴 — 商部
　 ⎩ 阳 — 细辛

肾 ⎨ 阴 — 地黄
　 ⎩ 阳 — 附子.

胃 ⎨ 阴 — 玉竹
　 ⎩ 阳 — 干姜.

+226. 男 — 右 — 以治气为主.
　　　 女 — 左 — 以养血为主.

+227. 内虚寻原穴
　　　 外伤求络穴.

+228. 不少疑难病有脉浮之状. 为庸医
　　　 所笑, 而竟失于解表. 致理绵不愈.

+229. 系统性红斑狼疮
　　　 (SLE) 是否由风湿热入
　　　 血室所致? 为女性所
　　　 患, 且凝血系统有病变.
　　　 狼疮细胞为细胞过敏血
　　　 凝结所致?

手稿 10